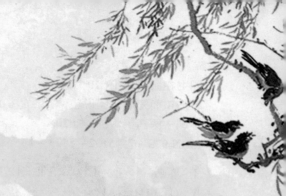

教你望而知病
——图说望诊

梁 岩 主编

中国中医药出版社
·北京·

图书在版编目（CIP）数据

教你望而知病：图说望诊 / 梁岩主编 .—北京：
中国中医药出版社，2020.4
ISBN 978 - 7 - 5132 - 5923 - 1

Ⅰ.①教…　Ⅱ.①梁…　Ⅲ.①望诊（中医）—图解
Ⅳ.① R241.2-64

中国版本图书馆 CIP 数据核字（2019）第 276691 号

中国中医药出版社出版
北京经济技术开发区科创十三街 31 号院二区 8 号楼
邮政编码　100176
传真　010-64405750
河北品睿印刷有限公司印刷
各地新华书店经销

开本 880 × 1230　1/32　印张 6.75　字数 140 千字
2020 年 4 月第 1 版　2020 年 4 月第 1 次印刷
书号　ISBN 978 - 7 - 5132 - 5923 - 1

定价　46.00 元
网址　www.cptcm.com

社 长 热 线　010-64405720
购 书 热 线　010-89535836
维 权 打 假　010-64405753

微信服务号　zgzyycbs
微商城网址　https://kdt.im/LIdUGr
官 方 微 博　http://e.weibo.com/cptcm
天猫旗舰店网址　https://zgzyycbs.tmall.com

《教你望而知病——图说望诊》
编委会

主　　审　牛　阳（宁夏医科大学）
　　　　　　刘敬霞（宁夏医科大学）

主　　编　梁　岩（宁夏医科大学）

副 主 编　唐利龙（宁夏医科大学）
　　　　　　陈　宏（宁夏医科大学）

编　　委　陈　澈（宁夏医科大学）
　　　　　　夏慧茹（宁夏医科大学）
　　　　　　袁启慧（宁夏医科大学）

学术秘书　王丽新（宁夏医科大学）

作者简介

　　梁岩，中医学教授，主任医师。临床医学硕士学位。中华中医药学会中医诊断学分会常务理事，国家中医药管理局"十二五"中医药重点学科中医诊断学科负责人，全国老中医药专家学术经验继承工作优秀继承人，第四批全国中医（基础）优秀人才。有深厚的中医理论基础和丰富的临床经验。发表论文二十余篇，主编并出版著作十部。获教学成果一等奖。擅长治疗各种消化系统、呼吸系统、心脑血管疾病等，疗效显著。

序　言

    中医药源于实践，几千年来对人类健康的贡献是巨大的。中医药文化蕴含着丰富的哲学思想和人文精神，是我国传统文化的瑰宝。将中医药知识在一定的地区、一定的范围内进行推广，使其大众化，对弘扬中医药文化意义重大。2007 年"中医中药中国行"大型科普宣传活动启动仪式在北京启动，拉开了全国性大型中医中药科普宣传活动的序幕。

    宁夏医科大学是宁夏地区唯一一所医学高等院校，中医学院承担着全省中医药教育工作。2017 年中医学被确定为第一批国内一流学科。为了更好地发挥中医药服务基层的作用，相关专家经过多次研讨，确定了要使中医药知识以科普方式进行推广的原则，并决定出版一套中医药科普系列图书，编写一套公众易于理解、接受和参与的中医药科普著作。这套书包括《大国医小传》《抓主症选用中成药》《教你望而知病——图说望诊》《四季养肺保儿康》《女性生殖健康的中医帮手》《针灸的故事》。这几本科普著作从不同角度，以专业的知识，运用通俗易懂的语言向读者介绍了各种中医药文化知识。

中医药科普工作是我国卫生事业的重要组成部分，宁夏医科大学中医学一流学科建设的目标之一就是要做好中医药的产学研，让中医药更好地服务社会，惠及民生。这套系列图书是反映中医药智慧与知识、雅俗共赏的科普读物，能够把中医药文化、中医药思想、中医药理论、中医药技术等传播给社会、大众，让更多民众了解中医，认识中医，应用中医。

本书编委会

2019 年 11 月 24 日

前　言

　　中医是中华传统文化中的国粹，是人类医学领域乃至思想体系的宝库。中医经过几千年的实践和发展，积累了大量的宝贵经验，形成了自己特有的体系，并流传至今。其特色鲜明，疗效独特，在当代医药学领域扮演着极其重要的角色。

　　中医诊法是中医学的重要组成部分，是中医诊察和收集疾病有关资料的基本方法。中医诊法以中医理论为指导，主要运用"四诊"的方法诊察疾病，探求病因、病位、病性及病势，辨别证候，对疾病作出诊断，为治疗提供依据。中医诊法包括望诊、闻诊、问诊、切诊四种方法，称为中医四诊。所谓望诊，就是观察患者的神、色、形、态的变化。人体外部和五脏六腑关系密切，如果人体五脏六腑功能活动有了变化，必然反映到人体外部而表现为神、色、形、态等各方面的变化。所以观察体表和五官形态功能的变化征象，可以推断内脏的变化。

　　"神"是精神、神气状态；"色"是五脏气血的外在荣枯色泽的表现;"形"是形体丰实虚弱的征象;"态"是动态的灵活呆滞的表现。这就是对患者面、目、口、鼻、齿、舌和苔、四肢、皮肤进行观察,以了解患者的"神"。扁鹊很重视也很善于望诊,把它列为四诊之首。

在具体步骤上,望诊可分为望舌、望神、望面色、望形态、望头颈五官、望皮肤、望脉络、望排出物等。望诊的重点在望神、望面色和望舌,因面、舌的各种表现,可在相当程度上反映出脏腑功能变化。其中,望舌即舌诊,指观察患者舌质和舌苔变化,以判定病情,推测预后,是望诊的重要内容。

为了让读者能直接而快捷地领悟中医望诊,学到切实好用的望诊方法,本书将望诊的深奥理论及方法用通俗的语言和简洁的图表进行阐释,使抽象概念形象化,深奥理论通俗化,复杂问题具体化,通过一张张生动的插图、图解和表格,精彩解读不同的望诊结果与常见疾病的关系,使读者能初步掌握健康及疾病的信息。

希望我们用心血和汗水所著的此书,能使想学习和了解中医望诊的读者朋友在阅读中有所裨益,使读者朋友对自身健康和疾病有一个全新的认知,在生命旅程中,学会精心呵护自我,让生活更加和谐幸福。

目　录

引言 疾病的诊断

中医学历经数千年的历史演变，形成了独特的诊断方法，即四诊（望、闻、问、切），这种诊断方法及诊断过程中的思维模式，揭示了中医学的理论精髓。

中医诊断学是研究如何诊断疾病，辨别证候的基本理论、方法和技能的一门学科。诊断就是对人体健康状态和病证作出的概括性判断，是中医学领域的重要组成部分。

正确的防治取决于正确的诊断，正确的诊断来源于对患者四诊的周密诊察和精确的辨证分析，没有正确的诊断就不会有正确的治疗，所以诊断在防治疾病中是极为重要的一环。

一、中医诊断的发展史

中医诊断学是历代医家临床诊病经验的积累，它的理论和方法起源很早。公元前五世纪著名医家扁鹊就以"切脉、望色、听声、写（犹审）形"等为人诊病。

《黄帝内经》和《难经》不仅奠定了望、闻、问、切四诊的理论基础和方法，而且提出诊断疾病必须结合致病的内外因素全面考虑。《素问·疏五过论篇》指出："凡欲诊病者，必问饮食居处，暴乐暴苦……"

后世医家在此基础上不断加以补充和完善，在四诊和辨证的研究方面取得了一系列成就。明代伟大的医药学家李时珍著《濒湖脉学》，摘取诸家脉学精华，详分27种脉，编成歌诀，便于诵习。清代李延昰《脉诀汇辨》、贺升平《脉要图注详解》等把脉学与生理、病理及证候结合起来进行研究。在舌诊方面，继元代杜清碧增补敖氏《伤寒金镜录》后，明代申斗垣的《伤寒观舌心法》，清代张登的《伤寒舌鉴》，傅松元的《舌胎统志》等对察舌辨证多有研究。清代《医宗金鉴·四诊心法要诀》以四言歌诀简要地介绍四诊理论和方法，方便实用。

1917年，曹炳章著《彩图辨舌指南》，把辨舌诊断与治法并提，内容翔实，多为经验之谈。中华人民共和国成立以来，众多专家运用现代科学技术手段对此进行研究，获得了新的进展与成就。例如运用电子仪器描记脉图研究脉学，以微型电子计算机输入常见病辨证论治系统研究辩证学等，为中医诊病、辨证开辟了新途径。

二、中医诊断的原理

对于人体疾病的诊断过程是一个认识过程，认识的目的在于进一步指导实践。而望、闻、问、切四诊，是认证识病的主要方法。

人体疾病的病理变化，大都蕴藏于内，仅望其外部的神色，听其声音，嗅其气味，切其脉候，问其所苦，而没有直接察病变的所在，为什么能判断出其病的本质呢？其原理就在于

"从外知内"(《灵枢·论疾诊尺》),亦即"司外揣内"(《灵枢·外揣》)。

"视其外应,测知其内","有诸内者,必形诸外",这是前人认识客观事物的重要方法。我国先秦的学者很早就发现,许多事物的表里之间都存在着相应的确定性联系。联系是普遍存在的,每一事物都与周围事物发生一定联系,如果不能直接认识某一事物,可以通过研究与之有关的其他事物,间接地把握或推知这一事物。同样,机体外部的表征与体内的生理功能必然有着相应关系。通过体外的表征,一定可以把握人体内部的变化规律。脏腑受邪发生病理变化必然会表现在外。疾病的发生和发展,必然伴随一定的、相应的外在病形,即表现于外的症状、体征、舌象和脉象。因此,可以运用望、闻、问、切等手段,把这些表现于外的症状、体征、舌象、脉象等有关资料收集起来,然后分析其脏腑病机及病邪的性质,以判断疾病的本质和证候类型,从而作出诊断。

三、中医诊法的主要内容

四诊也叫诊法,是诊察疾病的四种基本方法。望诊是对患者全身或局部进行有目的的观察以了解病情,测知脏腑病变。闻诊是通过听声音、嗅气味以辨别患者内在的病情。问诊是通过对患者或陪诊者的询问以了解病情及有关情况。切诊是诊察患者的脉候和身体其他部位,以测知体内、体外一切变化的情况。

中医诊断方法可以概括为望诊、闻诊、问诊、切诊四个部分,每个部分各有其特点,分别从不同的方面展示疾病的信息，四部分相互联系，缺一不可。

望诊

运用眼睛，对人体全身和局部的表象以及排出物等进行有目的的观察，以了解健康或疾病状态，称为望诊。

闻诊

通过听患者发出的声音及嗅患者发出的气味来诊断疾病的，就是闻诊。

问诊

通过问患者的病情及表现来判断疾病的，就是问诊。

切诊

通过摸患者的寸口脉搏来判断疾病的，称为切诊。

四、望诊的地位

望诊为什么在四诊之首呢？让我们先看一看有关望诊的故事吧。

【故事一】

扁鹊来到了齐国，齐桓公知道他声望很大，便宴请扁鹊。扁鹊见到齐桓公以后说："君王有病，就在肌肤之间，不治会加重的。"齐桓公不相信，还很不高兴。5天后，扁鹊再去见他，

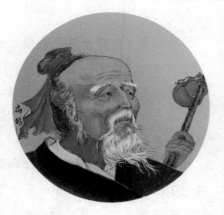

说道:"大王的病已到了血脉,不治会加深的。"齐桓公仍不信,而且更加不悦了。又过了5天,扁鹊又见到齐桓公时说:"您的病已到肠胃,不治会更重。"齐桓公十分生气,因为他并不喜欢别人说他有病。5天又过去了,这次,扁鹊一见到齐桓公,就赶快避开了,齐桓公十分纳闷,就派人去问,扁鹊说:"病在肌肤之间时,可用熨药治愈;在血脉,可用针刺、砭石的方法达到治疗效果;在肠胃里时,借助酒的力量也能达到;可病到了骨髓,就无法治疗了,现在大王的病已在骨髓,我无能为力了。"果然,5天后,齐桓公身患重病,忙派人去找扁鹊,而扁鹊已经走了。不久,齐桓公就这样死了。

扁鹊的望诊技术出神入化,真是"望而知之谓之神"的神医!

【故事二】

《针灸甲乙经·序》中:"仲景见侍中王仲宣,时年二十余。谓曰:君有病,四十当眉落,眉落半年而死。令服五石汤可免。仲宣嫌其言忤,受汤勿服。居三日,见仲宣,谓曰:服汤否?曰:已服。仲景曰:色候固非服汤之诊,君何轻命也!仲宣犹不言。后二十年果眉落,后一百八十七日而死,终如所言。"

[译文]

有一天，张仲景遇见侍中王仲宣，就对他说："从你的面色可以看出，你现在体内已经有了病，到四十岁时眉毛会脱落掉尽，半年之后就会有生命危险。"仲景叫他立即服五石汤，吃了以后就可以治愈这种病。王仲宣嫌仲景的言辞不恭，认为仲景是在炫耀自己的医术，不以为然，虽然接受了药方，但未能认真吃药。过了三天，张仲景又见到王仲宣，问道："汤药吃了没有？"王仲宣有点不耐烦地说道："已经服过了。"仲景听了摇摇头说："从你的面色来看，根本不像服过药的样子。你为什么这么讳疾忌医，轻视自己的生命呢？"仲宣听了仍不以为然，满不在乎，总认为自己年轻、身体健康，始终不相信仲景的话。当时他才二十多岁。二十年后，仲宣的眉毛果然脱落，眉毛掉完后一百八十七天，他终于如张仲景所言的那样去世了。

张仲景能发现一些病程比较长的疾病，做到早期发现、早期治疗，说明他具有深厚的医学功底和精湛神奇的医术。

从这些故事中我们可以看出在诊断中望诊为首，要详细观颜察色，千万不能忽略。我们不能轻视生命，不能因为一些小毛小病而不去在乎它，否则造成的后果难以估量，我们需要学会一些常用的诊病知识，指导我们能早期发现疾病的征兆，早就医、早诊断、早治疗、早预防。

第一章 望诊概说

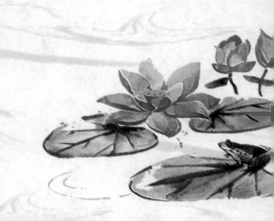

一、概念

医者运用视觉，对人体全身和局部的一切可见征象以及排出物等进行有目的的观察，以了解健康或疾病状态，称为望诊。

二、内容

望诊的内容主要包括观察人的神、色、形、态、舌象、络脉、皮肤、五官九窍等情况以及排泄物和分泌物的形、色、质量等，我们将望诊分为整体望诊、局部望诊、望舌、望排出物、望小儿指纹等五项。舌虽属头面五官，但因舌象反映内脏病变较为准确，实用价值较高，因而我们将舌诊这项中医独特的传统诊法单立章节介绍。

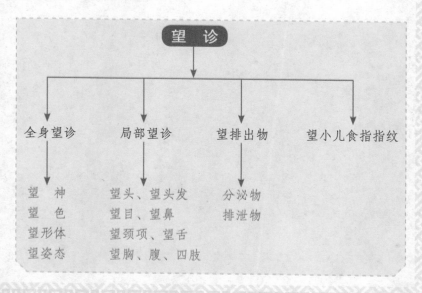

三、注意事项

1. 依照顺序，自然观察。
2. 自然光线，光线充足。
3. 充分暴露，排除假象。
4. 安神定志，积累经验。

第二章　全身望诊

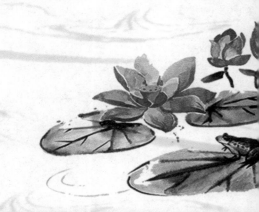

全身望诊，分望神、色、形、态四个大的方面。全身望诊包括望这个人的整体气色，形体的状况、姿态、活动等。

第一节　望　神

一、什么是望神

望神是通过观察人体生命活动的整体表现来判断病情的方法。神是人体生命活动的总称。有广义、狭义之分：广义的神，是指整个人体生命活动的外在表现，可以说神就是生命。我们把它叫作神气，是整个生命活动的总体状况，一个总印象。狭义的神，指神志，是我们人体的精神意识、思维和情志活动、精神状况。

神

广义的神，是指整个人体生命活动的外在表现，可以说神就是生命

狭义的神，是指人体的精神意识、思维和情志活动

广义的神和狭义的神，都是我们望诊的时候要望的。

二、望神的意义

神是以精气为物质基础的，是五脏所生之外荣。通过望神可以了解五脏精气的盛衰和病情轻重与预后。望神时应重点观察患者的精神、意识、面目表情、形体动作、反应能力等，尤应重视眼神的变化。

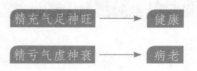

三、神气的分类

望神的内容包括得神（有神）、失神（无神）、假神，此外神气不足（少神）、神志异常（神乱）等也属于望神的内容。

1. 得神

得神又称有神，是精充气足神旺的表现。若在病中，得神说明虽病而正气未伤，是病轻的表现，表明预后良好。

得神的表现是神志清楚，语言清晰，面色荣润含蓄，表情丰富自然，目光明亮；反应灵敏，动作灵活，体态自如；呼吸平稳；肌肉不削（图 2-1）。

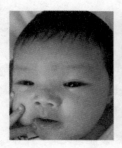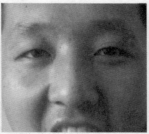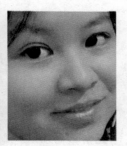

图 2-1　得神

2. 失神

失神又称无神，是精损气亏神衰的表现。若无神，说明病至此，已属重笃，预后不良。

失神的表现是精神萎靡，言语不清，或神昏谵语，循衣摸床，撮空理线，或卒倒而目闭口开；面色晦暗，表情淡漠或呆板；目暗睛迷，眼神呆滞；反应迟钝，动作失灵，强迫体位；呼吸气微或喘；周身大肉已脱（图 2-2）。

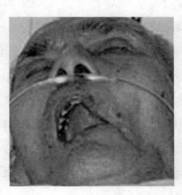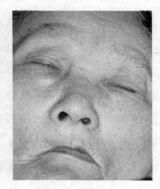

图 2-2　失神

附：病案

丹溪翁成功救治泄泻昏厥病例

戴良的《丹溪翁传》记载："浦江郑义士病滞下，一夕忽昏仆，目上视，溲注而汗泄。翁诊之，脉大无伦，即告曰："此阴虚而阳暴绝也，盖得之病后酒且内，然吾能愈之。"即命治人参膏，而且促灸其气海。顷之手动，又顷而唇动。及参膏成，三饮之苏矣。其后服参膏尽数斤，病已。"

本病例是患者郑义士得了泄泻病，一天晚上突然昏倒不省人事，两目上视，大小便失禁，大汗淋漓。医生朱丹溪诊治，见其脉搏搏动有力但无节律。丹溪分析说：此病属于阴虚至极，阳气衰微而将绝。病因是病后身体尚未恢复就又过度饮酒，又放纵性生活。但还有救。急救措施：一边配制人参膏，一边灸气海穴（任脉穴位，脐下 1.5 寸）。治疗后一会儿，患者的手便能动，再过一会嘴唇动了。然后再分三次喝下人参膏，患者就苏醒了过来；最后再服用数斤人参膏而病愈。

分析：这是个急诊危重症病例，朱丹溪成功救活了患者。即使在现代也可归为一例成功救治急危重症病例。有人说中医只能治疗慢性病，所以被称为慢郎中，但丹溪翁却进行了急危重病例的救治实践。因此不能说中医不能救治急症，而是得看怎样实施。丹溪的成功在于一是中医理论烂熟于胸；二是处理及时得当，边灸气海边熬人参膏，灸气海可回阳救逆，人参膏既回阳救逆又大补元气，用这两种方法便救回已踏入阴阳之界的郑义士。

3. 少神

少神又叫神气不足，是轻度失神的表现，与失神状态只是程度上的区别。它介于有神和无神之间，常见于虚证患者，所以更为多见。

神气不足的临床表现有精神不振、健忘困倦、声低懒言、倦怠乏力、动作迟缓等，多属心脾两亏或肾阳不足（图 2-3）。

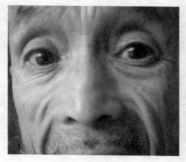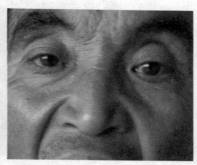

图 2-3 少神

附：病案

岳美中四君子汤加山药治低烧

庄某，女性，患长期低烧症。于 7 月 24 日就诊，低烧 37.5℃，脉微数，舌布薄白苔，腹时时胀痛。岳老认为是脾虚之证，以四君子汤（人参、白术、茯苓、炙甘草）加山药予之。一周后复诊，患者低烧腹胀均减。持续服前方至 8 月 14 日，低烧与腹胀症状消失。

分析：患者长期低烧，舌布薄白苔，腹时时胀痛，岳老认为此是脾虚之证，治以四君子汤加山药以滋脾阴。《幼科要略》载："小儿热病，诸治不效，张季明谓元气无所归着，阳浮则倏热矣，六神汤（即四君子汤加山药、扁豆）主之。"盖四君子汤是"治脾药"，故济以功能"滋阴退热"之山药，与张锡纯以"健脾阳"之白术9克，配伍"滋胃（脾）阴之山药30克同义。该方岳老未列用量，依资生汤用药比例推之，山药应倍于白术。李太炎氏认为岳老此治与"朱丹溪谓四君子阳中之阴……得山药则补脾阴"之说，甚为合折。

4. 假神

假神是垂危患者出现的精神暂时好转的假象，是临终的预兆，并非佳兆。

假神的表现是久病重病之人，本已失神，但突然精神转佳，目光转亮，言语不休，想见亲人；或病至语声低微断续，忽而响亮起来；或原来面色晦暗，突然颧赤如妆；或本来毫无食欲，忽然食欲增强。

假神之所以出现，是由于精气衰竭已极，阴不敛阳，阳虚无所依附而外越，以致暴露出一时"好转"的假象。这是阴阳即将离决的危候，古人比作"残灯复明""回光返照"。

假神应与病情好转加以区别：假神是原本病重之人突然在某些方面出现短暂的异于原来的表现，与危重的病情不相符，且持续时间短暂，即回光返照、残灯复明，也就是临终前的先兆；而病情好转则是逐渐的，患者各种表现由重渐轻，与整个病情发展一致。

5. 神乱（神志异常）

神乱又叫神志异常，是精神错乱的一种表现，一般包括烦躁不安以及癫、狂、痫病、脏躁等（图2-4）。

癫病表现为淡漠寡言、闷闷不乐、精神痴呆、喃喃自语或哭笑无常。多由痰气郁结，阻蔽神明所致，亦有神不守舍，心脾两虚者。

狂病多表现为疯狂怒骂、打人毁物、妄行不休、少卧不饥，甚则登高而歌，弃衣而走。多因肝郁化火，痰火上扰神明所致。

痫病表现为突然昏倒、口吐涎沫、四肢抽搐、醒后如常。多由肝风夹痰，上窜蒙蔽清窍，或属痰火扰心，引动肝风所致。

脏躁，类似今之癔病性精神发作，是一种神经官能症，患者以青壮年和女性较多。病名源自《金匮要略·妇人杂病脉证并治第二十二》："妇人脏躁，喜悲伤欲哭，像如神灵所作，数欠伸，甘麦大枣汤主之。"其临床症状多种多样，诸如文献中记述的奔豚气、梅核气以及厥证和郁证等，均为本病证候类型。此病多由情志抑郁或思虑过度，损伤心脾，致脏阴虚乏引起。又情志病多与肝连，肝病易于犯脾，心血不足，脾失其养，也要伤脾。由于脏躁与脾虚有关，故此条之方后特云："亦补脾脏。"

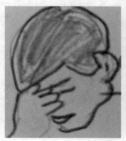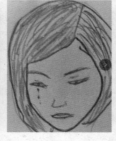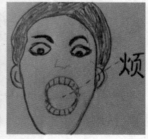

图2-4 神乱（神志异常）

附：病案

刘景祺治癫证医案

武某，男，51岁，1982年2月6日初诊。8年前因受精神刺激，意识障碍，郁闷少言。半年前因生气加重，不知大小便，终日不语，百问不答，若痴若呆，喜冷饮，失眠。曾服中西药无效，并用电休克治疗亦无效。且病情越来越重。舌苔黄白，脉滑有力。辨证：肝气郁滞，脾气不升，痰蒙心神，阳明燥热。治则：清热润燥，通窍安神。

石膏60克　　知母18克　　甘草12克　　粳米18克

石菖蒲12克　首乌藤30克　炒酸枣仁30克

服30剂，意识清楚，大小便能自理，并能做一般家务劳动。又服15剂，恢复工作。

按语：世人多谓癫疾属阴，于本案中所见，属阳者亦有，可见，不可一概而论，犯教条主义。

刘渡舟治惊狂医案

杜某，女，18岁。因遭受惊吓而精神失常，或哭或笑，惊狂不安。伴见少腹疼痛，月经愆期不至。舌质紫暗，脉弦滑。此乃情志所伤，气机逆行，血瘀神乱。桃核承气汤加减主之。

桃仁12克　　桂枝9克　　大黄9克　　炙甘草6克

柴胡12克　　牡丹皮9克　赤芍9克　　水蛭9克

2剂。药后经水下行，少腹痛止，精神随之而安。

按语：刘老指出，本证的病机关键在于下焦蓄血，府血与邪热相结。从临床实际情况来看，多与妇女经血瘀阻有关，如瘀热闭经、少腹硬痛而心情烦躁或如狂者，服用本方多有疗效。另外，产后恶露不下，瘀血内阻而见喘胀欲死，或精神狂妄者，亦可使用本方。本方还可与桂枝茯苓丸交替使用，治疗妇女癥瘕痼结。若与大柴胡汤合用，则应用范围更广，凡是胸腹胁肋疼痛，以两侧为主，每遇阴雨寒冷而痛势加剧，或有跌仆损伤病史者，是为府血久停于内，无论其部位在上在下，皆能获效。

胡铁城治脏躁医案

　　王某，女，63岁，南京，退休工人。2011年9月因父亲病重，开始焦虑，烦躁不安，阵作燥热出汗，夜不安卧，三个月后出现胸闷胸痛，在南京军区总医院行心脏造影，未见60%以上不通畅情况，采用阿普唑伦、阿司匹林、欣康、速效救心丸等治疗无效。经南京妇幼保健院熟人介绍就诊，于2012年1月初诊，自述痛苦难忍，一日出现多次烦躁不安，燥热，汗出淋漓，夜不安卧，严重时欲跳楼，口干而燥，但不欲饮。BP: 150/78mmHg，心率在烦躁时108次/分钟，平时88次/分钟，舌苔发腻，脉弦滑数，证属阴虚火旺，夹痰热内扰，心神不宁，热逼津泄，虚实错杂，先拟方以清火豁痰，宁心安神。

胆南星12克	川黄连4克	炙远志10克	枳壳10克
竹茹10克	黄柏10克	焦栀子10克	煅龙骨24克
煅牡蛎24克	柏子仁30克	酸枣仁30克	天冬12克
麦冬12克	浮小麦30克	制大黄10克	灯心草10克

　　头痛甚时加珍珠母30克，川芎10克；胸闷胸痛甚加丹参15克，三棱10克，莪术10克；失眠严重加柏子仁、酸枣仁各30克，先后共五个多月，逐步撤掉阿普唑仑等西药，后因

夜寐欠佳，改服珍枣胶囊、知柏地黄丸善后。

按语：该病在现代医学称为癔病、焦虑，在中医素来属"脏躁"症范围，不论男女，中老年常发，以女性为多见，但男人出现比女性严重十倍。发无规律，但与个性、情绪有一定关系。如出汗多在早晨苏醒时，或情绪急躁时，出现烘热、烦躁不安等，胡师临床上常以当归六黄汤为主方，宁心安神为次，佐以牡蛎散，收敛止汗，属于痰热内扰心神者，参合导痰汤或涤痰汤以豁痰涤火，辨证施治，以获全功。

第二节 望 色

望色就是医者观察患者面部颜色与光泽的一种望诊方法。颜色就是色调变化，光泽则是明度变化。古人把颜色分为五种，即青、赤、黄、白、黑，称为五色诊。五色诊的部位既有面部，又包括全身，所以有面部五色诊和全身五色诊之分，但由于五色的变化在面部表现最明显，因此，常以望面色来阐述五色诊的内容。

一、望面色诊病的原理

《灵枢·邪气脏腑病形》是这样论述的，"十二经脉，三百六十五络，其血气皆上于面而走空窍"。正是因为此，全身气血的盛衰，都可以由面部的色泽变化显露出来。面部血络丰富，皮肤薄嫩，体内气血的盛衰变化最易通过面部色泽变化显露出来，所以望色以观察面部色泽为主。皮肤色泽是脏腑气血之外荣，故望色可以了解脏腑气血的盛衰，识别病邪的性质，确定病变部位，预测疾病转归。

　　现在所说的望色主要是望面部，由于面部暴露在外，容易观察，所以就成为望诊的重点。

望面色

颜色：指色调的变化，有五色，即青、赤、黄、白、黑

光泽：指亮度的变化，主要包括鲜明润泽、晦暗枯槁

↓

色：五色，指人体血色的外露
泽：光泽，指人体脏气的外现

↓

面部色泽的变化反映了体内气血的变化

↓

在望色泽中，更重要的就是要看
光泽

　　光泽，即色的饱和度、明亮度。光泽主要分为两种：一种是明润，一种是枯槁。明润含蓄的是好的，说明脏腑精气未衰，没有疾病；或者即使有病，也是病情较轻。晦暗枯槁是恶的，说明病情较重。

二、望色的意义

1. 反映疾病的性质。

2. 反映疾病的部位。

3. 反映疾病的病势（正气的强弱盛衰）。

如心情激动或愤怒的时候，容易出现面红，甚至是面红脖子粗，就是因为面部的血液供应丰富，中医讲的很多经脉分布在面部，所以它能够反映脏腑气血的变化。

三、常色与病色

1. 常色

常色是人在正常生理状态时的面部色泽，常色又有主色、客色之分（图 2-5）。

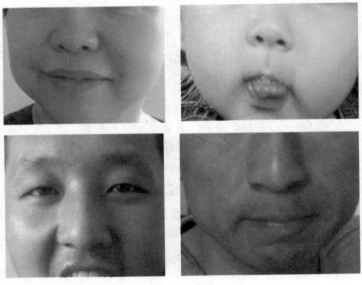

图 2-5　常色

注：以上面部颜色略有不同，但均有光泽，都是常色

（1）主色：所谓主色，是指人终生不改变的基本肤色、面色。由于民族、禀赋、体质不同，每个人的肤色不完全一致。我国人民属于黄色人种，一般肤色都呈微黄，所以古人以微黄为正色。在此基础上，有些人可有略白、较黑、稍红等差异。红黄隐隐、明润含蓄，这就是主色（图2-6）。

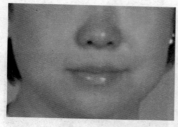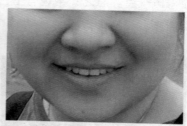

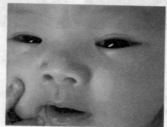

图2-6　主色

（2）客色

人与自然环境相应，由于生活条件的变动，人的面色、肤色也会相应发生变化，这种情况叫作客色。例如，随四时、昼夜、阴晴等天时的变化，面色亦相应改变。再如，由于年龄、饮食、起居、寒暖、情绪等变化，也可引起面色变化，这也属于客色（图2-7）。

气候：如春季面色稍青，夏季稍赤，长夏稍黄，秋季稍白，冬季稍黑。昼夜：白昼卫气浮于表，面色略显红润，黑夜卫气沉于里，面色微淡。情绪：喜则面赤，怒则面青，忧则色沉，思则面黄，悲则泽减，恐则面白。饮酒：酒后脉络扩张，则面红目赤，饱则面容润泽光亮，过饥则面色泽减而微枯。有的人平时皮肤比较白，晒太阳之后，可能就显得红一些，甚至显得黑一点。总之，常色有主色、客色之分，其共同特征是明亮润泽、隐然含蓄。

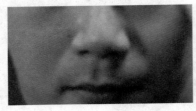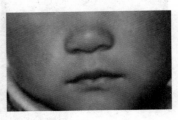

图 2-7　客色

注：以上这些均属于常色，是常色中的客色

2. 病色

病色是指人体在疾病状态时的面部颜色与光泽，即病中所出现的面色。我们可以认为除上述常色之外，其他一切反常的颜色都属病色。病色有青、黄、赤、白、黑五种。五色主病各有不同。

病色特征：色泽晦暗枯槁或色泽鲜明暴露；不应时、不应位或一色独存。

《灵枢·五色》云："青为肝，赤为心，白为肺，黄为脾，黑为肾。"这讲的是病位，说明颜色和病位有关。

患者见青色，可能是肝的问题。见黄色，病位可能在脾，患者颜色白，病位可能在肺；颜色赤，病位可能在心。

> 青黑为痛，黄赤为热，白为寒。

从判断病性的角度，红是热，白是寒。

3、五色主病的意义

（1）赤色

赤色主热证。气血得热则行，热盛而血脉充盈，血色上荣，故面色赤红。热证有虚实之别。实热证表现为满面通红；虚热证仅两颧嫩红。此外，若在病情危重之时，面红如妆者，多为戴阳证，是精气衰竭，阴不敛阳，虚阳上越所致。

1）满面通红：一般见于实热证（图2-8）。

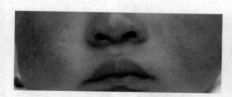 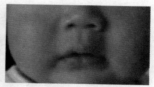

图2-8 满面通红

附：病案

胡希恕小柴胡加石膏汤

一年前手足口病流行之际，朋友三岁之子不幸染此疾而住院，因朋友长期在外经商，闻儿子病急，焦急万分，嘱我前去看望，如若严重帮其转院。余受托前去，观其患儿，正打点滴，满脸通红，边哭边闹，热势甚高，观其舌质红，苔黄稍腻；其祖父诉这两日住院以来，高烧反复，最高达40.5℃，昨晚每隔两小时烧一次，用西药退烧后，旋即又烧，诸医无策，打算转院。我问其可曾服用中药。其祖父曰未曾服用，余问是否一试，其祖父喜曰：愿试。余并无治手足口病之经验，忽忆起胡老先生曾在书中论述小柴胡加石膏汤治反复发热，屡试不爽一事，遂据症给药，以反复发热为主症，又大便二日行，但腹不硬，为少阳病合阳明经气分热证，拟小柴胡加石膏汤。

柴胡12克　　黄芩9克　　法半夏5克　　生姜9克

大枣9克　　党参5克　　生石膏30克（先煮半小时）

薏苡仁15克　炙甘草3克

次晨，其祖父大喜曰：孙昨晚发烧仅2次，且热势不高，大便已行。效不更方，嘱其继服2剂。第三天，热退病愈出院，诸医瞠目结舌。时去一年，仍记忆犹新，每每不禁赞叹胡老所言不虚，令人肃然起敬，此亦是推崇胡老之缘由。

2）两颧潮红：通常是阴虚火旺的表现（图2-9）。

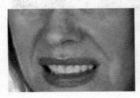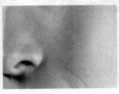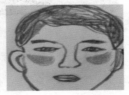

图2-9　两颧潮红

3）戴阳：特点是面色苍白而泛红如妆，即病情严重的时候，面色泛红，红得像化妆了一样（图2-10）。

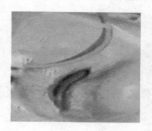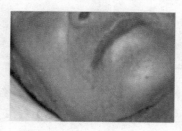

图 2-10　面红如妆

（2）白色

白色主虚寒证、血虚证。白色通常为气血虚弱，不能荣养机体的表现。阳气不足，气不运血，不能够把血运到面部来；阳虚则寒，亦不能够运行血液。所以出现面白。气为生血之源，气虚也可导致血虚。白色还可见于寒证和失血，失血包括严重时候的夺血、夺气，就是血脱、亡血、大失血。

面色㿠白而虚浮，多为阳气不足；面色淡白而消瘦，多属营血亏损；面色苍白，多属阳气虚脱，或失血过多（图 2-11）；面色淡白，多半是血虚、失血，也可以是气虚。

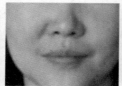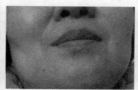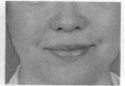

图 2-11　面色苍白，毫无血色

病案一

范中林医案

一、吴某，女，43岁，行经不定期，经停后数日复至，淋沥不断，色暗淡，夹乌黑瘀块甚多。头痛、浮肿、纳呆、倦卧、失寐惊悸、气短神疲、肢软腹冷、面色苍白，形容憔悴。舌淡苔白滑，根部稍腻，脉沉而微细。经北京数家医院均诊为"功能性子宫出血"并发"失血性贫血症"，多方诊治而罔效。

范老辨其为太阴少阴证崩漏，治宜温经散寒，复阳守中，以甘草干姜汤主之。嗣后随症增减，始以温脾为主，连用甘草干姜汤，守中而复阳，以摄血生血，前后凡治疗逾四月，患者诸症悉愈，且自觉精力旺盛。

二、赵某，2011年1月25日就诊，女，42岁，经行淋沥不尽，20余日方止，屡用止血药物无效，来诊时面色无华，心悸气短，周期20～50天，量时多时少，夹少许血块，神疲乏力，腰膝冷痛，四肢冰凉，乃辨为肾阳亏虚证，处方以干姜甘草汤加味主之。

炮姜45克　　炙甘草60克　荆芥炭10克　当归12克
炒杜仲12克　淫羊藿10克

二剂而血止。

按语：崩漏证型复杂，有轻重缓急之分，有起病即属虚寒者，亦有其他证型如阴虚阳搏，肝阳上扰，冲任不固，瘀血致崩者，一旦发生大出血，导致气随血脱，阴损及阳，终至阳虚，则此时尤宜以温阳止崩，回阳救脱，故而临证之际尤应注意灵活运用温阳止崩之法。缘当今社会伤阳者实多，阴虚血热者实少。验之临床，众多就诊者中，医者伸手搭脉，其脉软弱无力，尤以尺脉沉细无力者比比皆是，其病阳虚者明矣。观今时之人，青春少女，嗜食生冷寒凉，无论冬夏，一旦有病，动谓上火，辄服苦寒之剂，耗伤脾阳，且医者滥用抗生素，戕伐阳气尤甚，致使体质多转为阳虚之体。现代社会，生活节奏大大加快，人们工作、学习压力甚大，精神常处于过度紧张的状态，所谓"阳气者，烦劳则张"，久而久之，阳气耗散无度而致阳虚。现今人们的性观念大为开放，房事过频，流产伤肾，皆致人体阳气耗损。故今人病，阳虚者实是甚多。素体阳虚，冲任虚寒，封藏失固，经行则易失收摄，而病崩漏。其治则当温阳补虚，固摄冲任。

病案二

赵绍琴治疗肾炎医案

张某，男，22岁，大学一年级学生，1989年3月初诊。1988年秋季参加军训后出现浮肿，经多次检查确诊为肾病综合征。尿蛋白（++++）。住某医院治疗，先用激素冲击疗法未见效果，反见严重的激素副作用症状。后加用环磷酰胺等免疫抑制剂也无效。患者的父母都是医务工作者，深知肾病综合征大量尿蛋白流失的严重危害，同时，也深知丢蛋白后注重补蛋白是肾病综合征的调养法宝。因此，他们为其子精心安排了高蛋白饮食谱，每天的饮食中鱼、虾、肉、蛋、奶不断，平均每2～3天就要进食一只鸡以补充营养，并强制其卧床休息，不得下床活动。他们为儿子做了他们认为应该做的一切。如此治疗一年有余，患者的病情却更加严重，尿蛋白（++++），24小时尿蛋白定量高达20多克，同时，其浮肿加剧，面色惨白，体力衰弱，甚至不能下床行走。百般无奈之中，于1989年春请赵师会诊。视其舌红苔腻垢厚，切其脉濡滑数，按之有力，证属湿热蕴郁，热入血分，络脉瘀阻，因其食补太过，致使三焦不畅，气血壅滞。其诸般虚弱之症，非真虚也，乃"大实若羸"之象也，治当凉血化瘀、清化湿热、疏调三焦方法。遂令其停止进食一切蛋白食物，每天的主食也减量至150克。并要求患者进行户外活动，每天散步1～2小时，逐渐增加到3～4小时，当患者和父母明确表示能够做到时，赵师始为书方。

荆芥6克	防风6克	白芷6克	独活6克
生地榆10克	炒槐花10克	丹参10克	茜草10克
焦三仙10克	水红花子10克		大腹皮10克
槟榔10克	大黄2克		

水煎服，每日1剂。2周后，患者尿蛋白开始下降，浮肿也开始渐渐消退。继之依上方随症加减治疗3个月，在患者的密切配合下，其尿蛋白完全转阴，浮肿全消，体力也大大增加，继续巩固治疗半年，停药观察，至今未复发。

按语： 这个病例清楚地说明了补蛋白和禁蛋白对肾病综合征尿蛋白流失的不同影响。起初，患者大量进食高蛋白食物，但并未能纠正其低蛋白血症，相反却加剧了尿蛋白的流失。后来，由于采用了低蛋白饮食配合中药综合治疗，其尿蛋白很快就得到了控制。从而说明了忌食高蛋白食物对于治疗慢性肾病消除尿蛋白是多么重要。

（3）黄色

黄色主湿证、虚证。黄色是脾虚湿蕴的表现。因脾主运化，若脾失健运，水湿不化；或脾虚失运，则水谷精微不得化生气血，致使肌肤失于充养，则见黄色。如面色淡黄憔悴称为萎黄，多属脾胃气虚，营血不能上荣于面部所致；面色发黄而且虚浮，称为黄胖，多属脾虚失运，湿邪内停所致；黄而鲜明如橘皮色者，属阳黄，为湿热熏蒸所致；黄而晦暗如烟熏者，属阴黄，为寒湿郁阻所致。

1）萎黄色：指黄色比较枯槁，光泽少一些。中国人的肤色本来就是黄色，但因还有一些血色，所以正常情况下应红黄隐隐。若气血不足，就会就出现黄的多，红的少，我们称之为萎黄，就像树叶被晒黄了一样，因此要用这个草字头的"萎"（图2-12）。

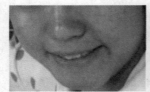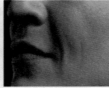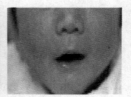

图2-12 面色萎黄

2）黄疸：主要有三种表现，即面黄、目黄、小便黄。黄疸又常常分为阳黄和阴黄两种。阳黄指黄的颜色很鲜明，和橘子一样（图2-13）。阴黄，即黄色晦暗如烟熏一般（图2-14）。

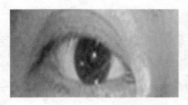
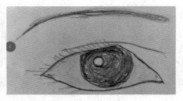

图 2-13 患者面色黄，眼睛里面也黄

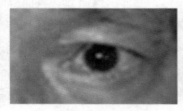
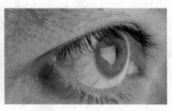

图 2-14 面色像烟熏一样，眼睛也是黄色

关幼波治黄疸病案

病案一

赵某，女，52 岁。患者半个月来感乏力，身面发黄，周身刺痒，恶心厌油，纳呆腹胀，小溲黄赤。检查所见：巩膜、皮肤呈橘黄色，肝可触及，黄疸指数 120U，总胆红素 12mg/100mL，凡登白试验阳性，谷丙转氨酶 360U/L（0 ～ 21 正常），麝浊 15U。舌苔白腻，根黄，脉弦滑。

证属湿热中阻（偏于中上二焦），瘀阻发黄（阳黄）。治以清热利湿，芳香化浊，活血化痰退黄。

茵陈 90 克　　酒黄芩 10 克　黄连 6 克　　　金银花 30 克
蒲公英 30 克　藿香 10 克　　佩兰 10 克　　泽兰 15 克
赤芍 15 克　　小蓟 15 克　　杏仁 10 克　　橘红 10 克
香附 10 克　　车前子 10 克　六一散 10 克

以上方为主，服药一个半月，黄疸尽退，胆红素 0.3 毫克 /100 毫升，谷丙转氨酶 16.4U/L，麝浊 2U，临床痊愈。

病案二

毕某，男，26 岁。患者两眼轻度发黄二年余，经某院肝穿诊断为慢性迁延性肝炎，自觉乏力，右胁痛，劳累后加重。检查所见：面色晦暗无泽，巩膜暗黄，脾于肋下 1 厘米可触及，黄疸指数 20U，血胆红素 2.2 毫克，谷丙转氨酶 25U/L（0～21 正常）。舌苔薄白，质正常，脉沉缓。

证属脾阳不振，寒湿凝聚，发为阴黄。治以温振脾阳，祛湿散寒，活血退黄。

茵陈 60 克　　郁金 10 克　　生黄芪 15 克　党参 15 克
干姜 6 克　　　炮附子 10 克　茯苓 15 克　　白术 10 克
生甘草 6 克

服上方 6 剂后，原方加泽兰 15 克，继服 14 剂，症状减轻，黄疸消退，肝功能正常。效不更方，继服上药三个月，以巩固疗效，其间复查四次，肝功能、胆红素均正常，脾肿大消失，症状消除。

按语：黄疸一证，以阳黄居多为主证，阴黄居少为变证。虽然湿热、寒湿可致黄疸，然而并非都可出现黄疸，究其原因，关幼波认为关键在于邪入血分。若仅在气分，甚至弥漫三焦，一般多不会出现黄疸；若入于血分，阻滞百脉，遏迫胆汁不循常道而外溢，浸渍于肌肤才会出现黄疸。有的肝病患者开始没有黄疸，后来出现了黄疸，也是由于病邪由气分转入了血分。

古人虽有"治黄不利小便非其治也"之说，但这仅是退黄重要途径之一，关幼波认为还应明辨湿热侵犯三焦的部位，采取不同的退黄途径：①偏于上中二焦者应芳香化浊，理脾和中，使其从上中二焦化散；②偏于中下二焦者，应以清热利湿为主，宣化中焦，且从中下二焦泻利；③弥漫三焦以致蒙闭心包者，应以清热利湿为主，开发三焦，并佐以凉血解毒，清宫开窍。

（4）青色

青色主寒证、痛证、瘀血证、惊风证、肝病（图2-15）。青色为经脉阻滞，气血不通之象。寒主收引主凝滞，寒盛而留于血脉，则气滞血瘀，故面色发青。经脉气血不通，不通则痛，故痛也可见青色。肝病气机失于疏泄，气滞血瘀，也常见青色。肝病血不养筋，则肝风内动，故惊风（或欲作惊风），其色亦青。如面色青黑或苍白淡青，多属阴寒内盛；面色青灰，口唇青紫，多属心血瘀阻，血行不畅；小儿高热，面色青紫，以鼻柱、两眉间及口唇四周明显，是惊风先兆。

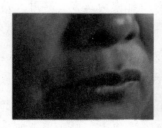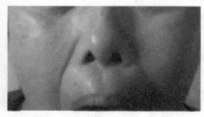

图2-15　青色

出现青色的原因在于寒可以导致寒凝气滞，甚至寒凝血瘀。色青可分为面色淡青、面色青黑、嘴唇带青等。若见到面唇青紫，还有肢凉、脉微症状，说明病情严重（图2-16）。

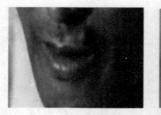
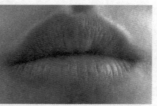
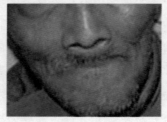

图 2-16　面唇青紫，气血不通，引发疼痛

附：病案

胡希恕医案

初诊日期 1965 年 5 月 28 日：气短、胸痛、胸闷一月余。4 月 23 日某医院诊断为"心肌梗死"，曾服复方硝酸甘油、氨茶碱等无效。又找中医治疗，以益气活血，化痰通络为治则治疗近月，未见明显疗效。近症左胸灼热痛，面色青紫、气短，动则明显，时寒时热，心下堵，口苦，时头胀，失眠，大便微干，舌苔黄，脉弦滑。胡老拟大柴胡汤合桂枝茯苓丸加味。

柴胡 12 克　　半夏 9 克　　黄芩 9 克　　白芍 9 克

枳实 9 克　　生姜 9 克　　大枣 4 枚　　桂枝 9 克

茯苓 12 克　　桃仁 9 克　　大黄 6 克　　生石膏 30 克

炙甘草 3 克

二诊：6月1日，上药服三剂，各症均已，唯感夜间憋气，食后烧心，大便干，舌苔黄，脉弦滑略数。上方增大黄为9克。

三诊：12月23日，上药服二剂夜间憋气已，外出活动仍感气短，但休息后症状渐渐消失，未再来诊。今因咳一周而来诊，与半夏厚朴汤加味。

按：本例在前后治疗过程中，都用了活血理气药，但前医无效，而胡老治疗疗效明显，其关键是前医未注意患者的寒热虚实，而胡老首先认清是实热，并定位在半表半里，再进一步辨出是大柴胡汤合桂枝茯苓丸方证，故效如桴鼓。类似这一类治验是不胜枚举的。

李遇春治感冒夹惊风医案

马少卿，男，10岁，回族。2009年5月4日初诊。主诉为感冒后出现抽搐20余天。患者3岁时因高烧而出现抽搐，后经过治疗抽搐未再发作。20天前因感冒又出现抽搐且程度加剧，睡后10分钟开始抽搐，左手及左侧口鼻抽动明显，发作频繁。面色青，体瘦，倦怠乏力，大便干，2～3日一行，舌红少苔，脉细数。

辨证分析：小儿体虚，易感受风热之邪，风热之邪束缚肌表，郁而化热，又因小儿神怯筋弱，热灼筋脉，扰动心、肝二经，引动肝风故见抽搐发作。热灼伤阴，肝肾阴虚，阴不潜阳，阴虚无以濡养肝脉，则见肢体拘挛，抽搐时作。阴虚内热故见大便干，体瘦，舌红少苔，脉细数。

诊断：中医诊断为感冒夹惊风（感受风邪兼虚风内动），西医诊断为小儿惊厥。

治法：疏风解表，清热镇惊。

方药：小柴胡汤合龙骨牡蛎汤加减。

柴胡 6 克　　　黄芩 15 克　　党参 10 克　　法半夏 4 克

炙甘草 4 克　　琥珀粉 1.5 克（冲服）　　白芍 10 克

防风 5 克　　　全蝎 4 克　　蜈蚣 1 条　　生姜 4 片

生龙骨 20 克（先煎）　　生牡蛎 20 克（先煎）

大枣 3 枚

四剂，水煎服，日 1 剂，分两次服。

复诊：2009 年 5 月 8 日，患者服上药后抽搐止，睡眠中全身有烧灼感，呼吸气粗，无盗汗，李老仍以疏风解表，镇惊为主，为加强息风止痉的作用，故在上方的基础上加钩藤 10克，继服 5 剂以观疗效。

三诊：2009 年 5 月 13 日，患者自述服用上药后抽搐未再发作，但烦躁，鼻塞。李老仍以上法为主加减用药。

薄荷 4 克（后下）　　　柴胡 6 克　　黄芩 6 克

法半夏 5 克　　天竺黄 3 克　防风 5 克　　荆芥 3 克

僵蚕 4 克　　　炙甘草 3 克　白芷 3 克　　钩藤 6 克

生姜 2 片　　　大枣 3 枚

五剂，水煎服，日 1 剂，分两次服。

四诊：2009 年 5 月 18 日，患者抽搐未再发作，纳可，感冒症状消失。患者家属要求继续服用中药以巩固疗效。

僵蚕 5 克　　　天竺黄 3 克　胆南星 3 克　法半夏 5 克

黄芩 5 克　　　陈皮 6 克　　柴胡 6 克　　太子参 10 克

炙甘草 3 克　　生龙骨 15 克　生牡蛎 15 克（先煎）

神曲 5 克　　　钩藤 6 克

七剂，水煎服，日1剂，分两次服。

2010年2月3日电话随访，被告知患儿未再出现抽搐现象。

按：柴胡加龙牡汤是以小柴胡加茯苓、铅丹、桂枝、龙骨、牡蛎、大黄，去甘草而成。原方治伤寒八九日下之，胸满，烦惊，小便不利，一身尽重不能转侧者。徐大椿云：此方能下肝胆之惊厥，治疗癫痫必效。今化裁后用于本病所以有效。加止痉散是因其有痉搐。

（5）黑色

1）黑色主肾虚证、水饮证、寒证、痛证及瘀血证。黑为阴寒水盛之色。由于肾阳虚衰，水饮不化，气化不行，阴寒内盛，血失温养，经脉拘急，气血不畅，故面色黧黑。面黑而焦干，多为肾精久耗，虚火灼阴（图2-17）；目眶周围色黑，多见于肾虚水泛的水饮证；面色青黑，且剧痛者，多为寒凝瘀阻。

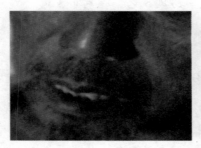 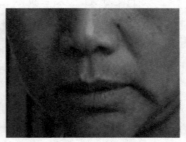

图2-17　面色黑干焦

青色和黑色在颜色上接近，但青色颜色淡，黑色颜色深一点。上图中面黑干枯，说明体内水分太少，因此属肾阴虚。

2）黧黑：黧是一种草，在古代用来染衣服。黧黑是虽黑但有一点光。面色黧黑或者面淡黑，多半都是肾阳不足（图2-18）。有点光的原因是因为里面有水饮内停。

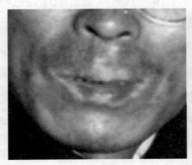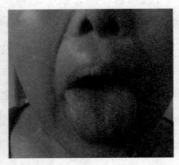

图 2-18 面色黧黑

3）眼眶周围发黑，是肾虚水饮内停，寒湿带下（图2-19）。

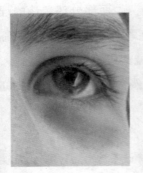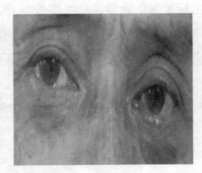

图 2-19 眼眶周围发黑

四、望色的注意事项

1. 要知常达变，综合判断

色诊目前尚无统一的客观标准作为判断依据，因此望色时须把患者的面色（或肤色等）与其所处人群的常色作比较来加以判断。如患者属某一局部色泽改变，还可与其自身对应部位的正常肤色进行比较。当患者因原来肤色较深不易发现其他病色，或因病情复杂，面色与病性不符时，则须观察患者体表其他部位组织（如舌体）的色泽，并结合其他诊法进行综合判断，以免造成误诊。

2. 整体为主，荣枯为要

临床望色，应将五色主病、望色十法、五色善恶、面部分候脏腑等各种望色方法相参运用。望色应以患者的整体面色（或肤色）为主，并以面色的荣润含蓄或晦暗枯槁作为判断病情轻重和估计预后的主要依据。《内经》中面部分部色诊的理论、前人根据五行学说提出的五色生克顺逆的理论，可作为临床诊病的参考。但实际应用时不可机械刻板，必须四诊合参，灵活运用。诚如《望诊遵经》所说："倘色夭不泽，虽相生亦难调治；色泽不夭，虽相克亦可救疗。"

3. 排除干扰，辨别假象

面部色泽除可因疾病而发生异常改变外，还可因气候（详见"客色"）、光线、昼夜、情绪、饮食等非疾病因素的影响而发生变化，故望色诊病时还要注意排除上述因素的干扰，以免造成误诊。

（1）光线：有色光线可使面色发生相应的色调改变而失去

其本来面色，故望色诊病时应在自然光线（日光）下进行，如无自然光线也应在无色灯光下进行。

（2）昼夜：白昼卫气浮于表，则面色光辉外映；黑夜卫气沉于里，则面色隐约内含。

（3）情绪：喜则神气外扬而面赤，怒则肝气横逆而面青，忧则气并于中而色沉，思则气结于脾而面黄，悲则气消于内而泽减，恐则精神荡悍而面白。

（4）饮食：酒后脉络扩张，则面红目赤；饱食胃气充盈，则面益荣润光泽；过饥胃气消减，则面色泽减而少气。

第三节　望形体

望形体即望人体的宏观外貌，包括身体的强弱胖瘦、体型特征、躯干四肢、皮肉筋骨等。人的形体组织内合五脏，故望形体可以测知内脏精气的盛衰。内盛则外强，内衰则外弱。

人的形体有壮、弱、肥、瘦之分。凡形体强壮者，多表现为骨骼粗大、胸廓宽厚、肌肉强健、皮肤润泽，说明脏腑精气充实，虽然有病，但正气尚充，预后多佳。

凡形体衰弱者，多表现为骨骼细小、胸廓狭窄、肌肉消瘦、皮肤干涩，说明脏腑精气不足，体弱易病，若病则预后较差。

肥而食少为形盛气虚，多肤白无华、少气乏力、精神不振。这类患者还常因阳虚水湿不化而聚湿生痰，故有"肥人多湿"之说。

如瘦而食少为脾胃虚弱。形体消瘦，皮肤干燥不荣，并常伴有两颧发红、潮热盗汗、五心烦热等症者，多属阴血不足，内有虚火之证，故又有"瘦人多火"之说。其严重者，若消瘦达到"大肉脱失"的程度，卧床不起，则是脏腑精气衰竭的危象。

一、望形体诊病的原理

1. 人体以五脏为中心，外合皮毛、肌肉、筋、脉、骨。故形体的强弱胖瘦与内脏的坚脆盛衰是统一的。

2. 人体的动静姿态又与阴阳气血的消长有关，故望形体、姿态，可以测知脏腑气血的盛衰，阴阳邪正的消长。

望形体就是审查我们观察对象的体质的强弱、胖瘦，体质类型，五体的异常表现等来诊察病情的一种方法，主要包括三个方面：强弱、胖瘦、体质类型。

为什么诊察形体可以判断全身的情况

↓

内盛则外强，内衰者外弱。内部决定了外部，从外可以测内。

↓

《素问·三部九候论篇》讲"必先度其形之肥瘦"，就是观察患者的形体胖还是瘦，"以调其气质虚实"，从而知道气是虚还是实了。《素问·经脉别论篇》又说："观人勇怯、骨肉、皮肤，能知其情，以为诊法也。"这都说明望形体可以诊病。

二、望形体的内容

l. 强弱

望强弱，即观察患者的强弱。通过患者的体质强弱，可以诊察精气的强弱。

强主要表现为皮肤润泽，肌肉充实，筋强力壮，骨骼粗大，胸廓宽厚等，这是形气有余的表现。形也强，内在的精气也充足，就叫形气有余，说明体魄强壮，内脏坚实，气血旺盛；抗病力比较强，很少生病，即使生病了，也比较容易治疗，预后比较好（图2-20）。

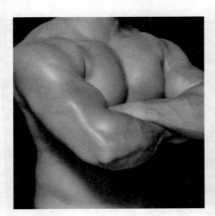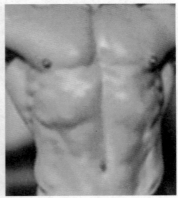

图2-20 身体强壮

弱，即体质比较虚弱，衰弱。弱主要表现为皮肤枯槁、肌肉瘦削、筋肉无力、骨骼细小、胸廓狭窄等（图2-21）。

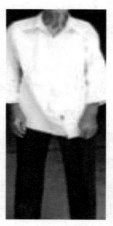

图 2-21　体质虚弱

形体强弱区别具体见表 1。

表 1　强弱的比较

身体部位	体强	体弱
骨骼	粗大	细小
胸廓	宽厚	狭窄
肌肉	充实	瘦削
皮肤	润泽	枯燥

观察形体强弱时，要将形体的外在表现与机体的功能状态、神的衰旺等结合起来，进行综合判断。

观察形体组织的强弱状态，有助于了解脏腑的虚实和气血的盛衰。如心主血脉，若面色荣润，脉象和缓，则是心气充盛，气血调和的表现；若面色枯槁，脉律紊乱，则属心气血虚，脉气不调。肺主皮毛，若皮肤荣润光泽，腠理致密，则是肺气充沛，营卫充盛的表现；若皮肤枯槁，腠理疏松，则属肺气亏虚，营卫不足。脾主肌肉，若肌肉丰满，坚实有力，则是脾胃之气旺盛，气血充足的表现；若肌肉消瘦，软弱无力，则属脾胃气虚，气血不足。肝主筋，若筋粗有力，关节运动灵活，则是肝血充盛，血能荣筋的表现；若筋细无力，关节屈伸不利，则属肝血不足，筋失血养。肾主骨，若骨骼粗壮坚实，则是肾气充盛，髓能养骨的表现；若骨骼细小脆弱，或有畸形，则属肾气不足，发育不良。

2. 胖瘦

望胖瘦即观察患者体型的胖瘦以判断其某种疾病的易感性。

体重超过正常的百分之二十即是胖。胖人的主要特点有头圆颈短、肩平胸圆、腹大身体胖等（图 2-22）。

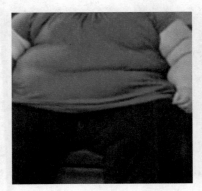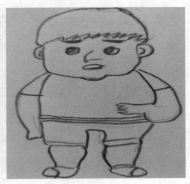

图 2-22　肥胖

瘦是指体重减少到正常体重的 10% 以下。瘦人主要表现为肩部狭窄、胸部平坦、腹部凹陷、肌肉削瘦（图 2-23）。

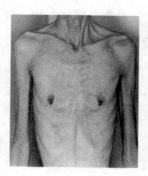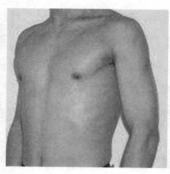

图 2-23　瘦

形体胖瘦具体区别见表 2。

表 2　胖瘦的比较

比较内容	体胖	体瘦
外形	肥胖	消瘦
肤色	肤白无华	苍黄、干焦
兼症	眩晕，胸闷、神疲乏力、气短	潮热盗汗、颧红骨蒸
意义	气虚、阳虚痰湿、中风	阴虚、血虚痰火、劳嗽

　　在观察形体胖瘦时应注意其内在精气的强弱（主要表现为脏腑功能的强弱），并把形与气两者综合起来加以判断，才能得出正确的结论。如《四诊抉微》说："形之所充者气，形胜气者夭，气胜形者寿。"即是说精气充于形体之中，形体虽胖而精气不足，少气乏力者，抗病力弱，故主夭；形体虽瘦而精力充沛，神旺有力者，抗病力强，故主寿。由此可见，形与气两者相比较，气的强弱尤具有重要意义。

附：病案

王琦治肥胖病案

　　患者王某，男，2010年11月17日初诊。诉10年前始出现肥胖，2年前发现血脂高，甘油三酯3.49mmol/L，服用水飞蓟宾胶囊后血脂下降，停药复作；后换用脂必安早3片，晚3片，服用至今，但停药后血脂仍复；2010年11月8日查甘油三酯为3.17mmol/L，血糖正常，腹部B超显示：轻度脂肪肝，腹壁脐上脂肪厚度约1.93厘米。刻诊：面部油脂多，头晕，头部易出汗，周身困倦，大便黏滞不爽，腹胀，尿黄，口干不苦，口黏腻，纳眠可，舌淡红边有齿痕，苔薄黄，脉沉。身高170厘米，体重80千克。痰湿体质得分为37分。诊断为痰湿型肥胖，药用：黄芪60克，冬瓜皮30克，生蒲黄10克（布包），姜黄10克，熟大黄6克，昆布20克，海藻20克，茯苓30克，泽泻30克，荷叶30克，苍术20克，肉桂10克，制首乌30克。患者服上方30剂。

　　2011年4月27日二诊：甘油三酯由3.17mmol/L下降至1.76mmol/L，停药四个月，因食用油炸花生米，血脂升高至4.38mmol/L，继予前法调体巩固治疗，上方改苍术为制苍术20克，茯苓、泽泻减至20克，去姜黄，加生山楂20克，生蒲黄增至15克，再进30剂。2011年9月15日回访，患者诉继服上方3个月，7月22日化验甘油三酯为2.3mmol/L，至今未化验，但体重减轻6～6.5千克，头晕、头痛、乏力、无汗、原多发肾结石小便混浊等症状均消失，脂肪肝、打鼾、油脂分泌均有减轻，现服用王琦教授食疗方，荷叶、冬瓜、山楂等进行食疗巩固，痰湿体质得分为 18 分。

按语：患者素蕴痰湿之体 10 年有余，痰湿内结日盛，痰湿体质得分 37 分，判为痰湿型肥胖，处以化痰祛湿方加减，药用黄芪、苍术、茯苓益气健脾，肉桂温阳化饮，制首乌补肾益精，生蒲黄、熟大黄、姜黄祛瘀降脂，昆布、海藻消痰软坚，泽泻、冬瓜皮、荷叶淡渗利湿；二诊去姜黄，加生山楂以加大消食导滞消脂作用。诸药合用，使蕴结的痰、湿、瘀得以运化分消，从而达到改善痰湿体质、减肥的目的，使痰湿体质得分降至 18 分。

对于肥胖的治疗，《石室秘录·肥治法》中云："肥人多痰，乃气虚也。虚则气不能营运，故痰生之。则治痰焉可仅治痰哉，必须补其气，而后带消其痰为得耳。"《景岳全书·非风》中云："肥人多湿多滞……宜于前治痰之法随宜暂用。"均说明了治痰在治疗肥胖中有重要作用。王老师根据临床观察，认为肥胖可分气虚型、痰湿型、痰湿夹瘀型三型，与痰湿体质关系最为密切，通过调理痰湿体质可有效防治肥胖及其引起的疾病。

对于痰的治疗，《临证指南医案》中云："善治者，治其所以生痰之源，则不消痰而痰自无矣。"王老师自拟化痰祛湿方临证化裁调体，从根本上改善肥胖的基础状态。关于治痰之本，各个医家的论述也各有不同，《冯氏锦囊秘录》中云："善治痰者，不治痰而治气，气顺则一身之津液亦随气而顺矣，更不治痰而补脾，脾得健运，而痰自化矣。"《丹溪治法心要》中云："实脾土，燥脾湿，是治痰之本法也。"《景岳全书》中云："治痰者，必当温脾强肾以治痰之本。"《类证治裁》中认为：

"仲景云：治痰饮当以温药和之，此可谓一言提要者矣。"对于治痰的根本虽有不同，但益气温阳健脾强肾的治疗原则各有道理。

化痰祛湿方有制苍术、黄芪、白术等益气健脾，冬瓜皮、茯苓、泽泻、昆布、海藻、荷叶等化痰祛湿，制首乌、肉桂等补肾益精、温阳化饮，大黄、蒲黄、姜黄等祛瘀降脂。王老师临证化裁益气健脾、化痰祛湿、温阳化饮、补肾益精的药物各有不同侧重应用。这些与前述治痰之本的方法较为一致。另外，关于痰的形成发展，《诸病源候论·痰饮病诸候》云："诸痰者，此由血脉壅塞，饮水积聚而不消散，故成痰也。"痰饮致病也多有阻滞气机，阻碍气血的特点。王老师在肥胖的治疗中，临证侧重运用祛瘀消脂的药物，迎合了"痰瘀相关"的理论，改善了肥胖夹瘀的一些状态。

李振华治肥胖案

患者李某，女性，22岁，河南郑州人，在法国留学居住三年。患者十岁时因他病长期服用大量激素后引起肥胖，导致身体变形，之后体重逐渐增加，近两月来体重增加明显，先后在国内外采用多种减肥方法，效果均不佳，故暑假回国时慕名找李老求诊。患者现在身高约166厘米，体重90千克。月经正常，纳食可，二便正常，精神佳，下肢无水肿，余无不适感，舌质淡，舌体胖大，舌苔薄白。脉沉滑。诊断为肥胖（脾虚证），以益气健脾，化痰祛湿为法进行治疗。方用李老自拟的健脾消脂汤。

白术10克　　苍术10克　　茯苓18克　　泽泻18克
桂枝6克　　陈皮10克　　半夏10克　　厚朴10克

枳壳 10 克　　香附 10 克　　荷叶 25 克　　玉米须 20 克

甘草 3 克（用药须辨证，请在医生指导下使用）

共 20 剂，水煎服，日 1 剂。

二诊，8 月 26 日。上药服完体重下降 7 千克。纳食、二便正常，精神可，无不适感。舌质稍淡红，舌体胖大较前有所好转，脉沉稍滑。

白术 10 克　　茯苓 15 克　　泽泻 12 克　　桂枝 4 克

陈皮 10 克　　半夏 10 克　　厚朴 10 克　　枳壳 10 克

香附 10 克　　荷叶 25 克　　玉米须 20 克　知母 10 克

甘草 3 克

因患者需出国，带药 80 剂，水煎服，日 1 剂。

2013 年 12 月 16 日复诊，服药 100 剂后，患者体重由 90千克逐渐下降共 25 千克，患者精神佳，睡眠好，纳食可，血压、血糖、二便等均正常，经近三个月追访，体重无复增长，身体无不适感。

按语：本案患者属于脾虚性肥胖。在身体发育时期，由于大量使用激素，致使内分泌紊乱，导致身体变形，出现肥胖，而且肥胖一直在发展中，虽用各种减肥方法效果均不佳。李老根据患者舌质淡、舌体胖大、舌苔薄白、脉沉滑，诊断为脾虚证，认为本病是由于脾虚失其健运，导致体内脂肪、痰湿以及水谷之精微物质输布排泄失常所致。方用李老自拟的健脾消脂汤治疗，药用苦温的白术和辛温的苍术，健脾气而运化水湿。特别是桂枝温中通脾阳，助膀胱之气化。用茯苓、泽泻、荷叶、玉米须之淡渗利湿之品，增强利水蠲饮之功，促使水分直达膀胱，湿从小便而出。陈皮、半夏、厚朴、枳壳、香附燥湿化痰，宽中理气，使中焦通畅，水谷之精微输布正常，气行则湿行，湿去则痰湿自消。甘草调和诸药。二诊时患者舌质转红，是脾虚得健，阳气渐复之象，故去辛温之苍术，减少大辛大温桂枝的用量。

李老根据本案脾虚证准确的辨证施治，不仅通过健脾祛湿，通阳利水，使脾运化恢复，痰湿以及水谷之精微物质输布得以正常排泄使肥胖自减，而且患者体重减轻以后精神、食欲更佳，身体无不适感。李老讲治疗慢性病要有方有守，本案除辨证用药准确外，患者还应不间断服药 100 剂，才能收到如此好的效果。

3.体质类型

体质是个体在其生长发育过程中形成的形体结构与功能方面的特殊性。体质在一定程度上反映了机体阴阳气血盛衰的禀赋特点和对疾病的易感受性，不同体质的人得病后的转归也有不同，故观察患者的体质形态有助于了解患者阴阳气血的盛衰和预测疾病的发展转归，可作为临床治疗的参考。

中医早在《内经》中就有关于人体体质形态的划分以及体质与疾病关系的论述。目前一般主张将人的体质分为阴脏人、阳脏人、平脏人三种类型。

（1）阴脏人：体形偏于矮胖，头圆颈粗，肩宽胸厚，身体姿势多后仰，平时喜热恶凉。其特点是阳气较弱而阴气偏旺，患病易从阴化寒，多寒湿痰浊内停。正如《医法心传》所说："阴脏者阳必虚，阳虚者多寒……阴脏者所感之病，阴者居多。"

（2）阳脏人：体形偏于瘦长，头长颈细，肩窄胸平，身体姿势多前屈，平时喜凉恶热。其特点是阴气较亏而阳气偏旺，患病易于从阳化热，导致伤阴伤津。正如《医法心传》所说："阳脏者阴必虚，阴虚者多火……阳脏所感之病，阳者居多。"

（3）平脏人：又称阴阳和平之人，体形介于阴脏人和阳脏人两者之间。其特点是阴阳平衡、气血调匀，在平时无寒热喜恶之偏，是大多数人的体质类型。正如《医法心传》所说："平脏之人，或寒饮或热食，俱不妨事。即大便一日一度，不坚不溏。若患病，若系热者，不宜过凉，系寒者，不宜过热。至于补剂，亦当阴阳平补。"

第四节　望姿态

望姿态就是通过观察别人的动静姿态、体位来了解有没有一些异常的动作姿态。

体内的阴阳气血、寒热虚实可以从人的动作、姿态上反映出来。若阳热，人就喜欢动，声音高；若虚寒，人则不喜欢动。

正常的姿态是舒适自然，运动自如，反应灵敏，行住坐卧各随所愿，皆得其中。在疾病中，由于阴阳气血的盛衰，姿态也随之出现异常变化，不同的疾病会产生不同的病态。望姿态，主要是观察患者的动静姿态、异常动作及与疾病有关的体位变化。如患者睑、面、唇、指（趾）不时颤动，在外感病中，多是发痉的预兆；在内伤杂病中，多是血虚阴亏，经脉失养。

四肢抽搐或拘挛，项背强直，角弓反张，属于痉病，常见于肝风内动之热极生风、小儿高热惊厥、温病热入营血，也常见于气血不足筋脉失养。此外，痫证、破伤风、狂犬病等，亦致动风发痉。战栗常见于疟疾发作，或为外感邪正相争欲作战汗之兆。手足软弱无力，行动不灵而无痛，是为痿证。关节肿大或痛，以致肢体行动困难，是为痹证。四肢不用，麻木不仁，或拘挛，或痿软，皆为瘫痪。若卒然昏倒，而呼吸自续，多为厥证。

从坐形来看，坐而喜伏，多为肺虚少气；坐而喜仰，多属肺实气逆；但坐不得卧，卧则气逆，多为咳喘肺胀，或为水饮停于胸腹。但卧不耐坐，坐则神疲或昏眩，多为气血双亏或脱血夺气。坐而不欲起者，多为阳气虚。坐卧不安是烦躁之征，或腹满胀痛之故。

从卧式来看，卧时常向外，身轻能自转侧，为阳证、热证、实证；反之，卧时喜向里，身重不能转侧，多为阴证、寒证、虚证；若病重至不能自己翻身转侧时，多是气血衰败已极，预后不良。蜷卧成团者，多为阳虚畏寒，或有剧痛；反之，仰面伸足而卧，则为阳证热盛而恶热。

一、望诊八法

所谓望诊八法就是动者、强者、伸者、仰者、静者、弱者、俯者、屈者。即观察患者是喜欢动还是喜欢静，动起来的力量偏强还是没有劲，是喜欢趴着还是喜欢仰着，手脚是伸开来还是屈起来。喜动，有力，喜仰，伸手脚反映阳热，喜静，无力，喜趴，屈手脚反映阴寒。

1. 坐姿

医者须观察患者坐着的形态有什么特殊的改变（图2-24）。坐而俯首，即患者坐着的时候，喜欢把头低着，抬不起来，而把头靠在床上、桌子上；坐而仰首，即坐着的时候抬起头来，通常表明肺出气不利，呼吸困难，多半由肺胀、哮病所致。

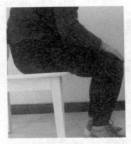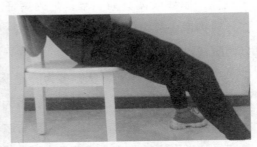

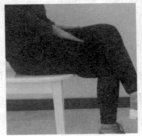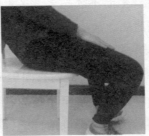

图2-24　各种坐姿

坐而仰首，坐而喜俯或坐着的时候喜欢趴着，通常还表现为少气懒言，这多半是体质虚弱，气虚，也就是前面讲到的静者、弱者、俯者、屈者这一类型。

但卧不能坐，即患者只能躺着，不能坐起来，一坐起来就感到头晕，或者不能够久坐。这说明两种情况：一种是实证，说明肝火上亢，肝风内动，肝阳化风；一种是虚证，表明气血虚衰。

2. 卧姿

卧时面常向里，喜静懒动，身重不能转侧，多属阴证、寒证、虚证；卧时面常向外，躁动不安，身轻自能转侧，多属阳证、热证、实证。仰卧伸足，掀去衣被，多属实热证；蜷卧缩足，喜加衣被者，多属虚寒证。咳逆倚息不得卧，卧则气逆，多为肺气壅滞，或心阳不足，水气凌心，或肺有伏饮。坐卧不安是烦躁之征，或腹满胀痛之故（图2-25）。

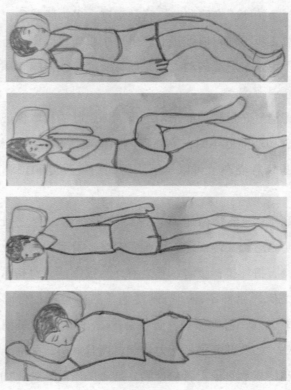

图2-25　各种卧姿

3.立姿

如站立不稳，其态似醉，常并见眩晕者，多属肝风内动病变；不耐久站，站立时常欲依靠他物支撑，多属气血虚衰。站立（或坐）时常以两手扪心，闭目不语，多见于心虚怔忡；若以两手护腹，俯身前倾者，多为腹痛之征。由于背部、胸部，为心肺之所在，所以后背弯曲，两肩下垂，即背屈肩随，是心肺宗气将衰惫的一种表现。

4.行态

如以手护腰，弯腰曲背，行动艰难，多为腰腿病；行走之际，突然止步不前，以手护心，多为脘腹痛或心痛；行走时身体震动不定，是肝风内动，或是筋骨受损，或为脑有病变。

5.衰惫姿态

脏腑精气充足和功能正常，是人体强壮的根本保证。脏腑精气虚衰和功能低下时，必然影响机体出现相应的衰惫姿态。观察这些衰惫姿态，可以了解脏腑的病变程度和预测疾病的转归。

《素问·脉要精微论篇》说："夫五脏者，身之强也。头者，精明之府，头倾视深，精神将夺矣；背者，胸中之府，背曲肩随，府将坏矣；腰者，肾之府，转摇不能，肾将惫矣；膝者，筋之府，屈伸不能，行则偻俯，筋将惫矣；骨者，髓之府，不能久立，行则振掉，骨将惫矣。"即是说头是精气神明所居之处，如头部低垂，无力抬起，两目深陷，呆滞无光，是精气神明将衰惫之象；背前连胸，是心肺所居之处，如后背弯曲，两肩下垂，是心肺宗气将衰惫之象；腰与肾功能关系密切，如腰酸软疼痛不能转动，是肾将衰惫之象；膝为筋腱聚会之处，如两膝屈伸不利，行则俯身扶物，是筋将衰惫之象；骨为藏髓之处，如不能久立，行则振摇不稳，是髓不养骨，骨将衰惫之象。以上衰惫姿态皆是脏腑精气虚衰的表现，多属病情较重。

二、异常的动作

1. 口唇、眼睑、手指震动或者头摇动，是动风的表现。

2. 颈项强直、两目上视是抽搐的表现，高热、颅内压增高、各种中毒、破伤风、马钱子中毒、痫病时可出现角弓反张。

3. 突然昏倒、跌倒、不省人事，口眼㖞斜，半身不遂，这是中风的一种表现（图2-26）。

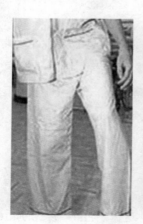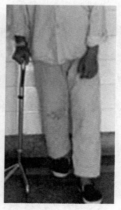

图2-26　中风及中风后遗症

4. 肢体痿软，行动不便，称之为痿病（图 2-27）。

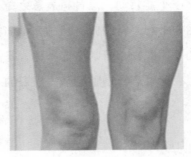

图 2-27　肌肉萎缩

5. 关节拘急，屈伸不利，是为痹病（图 2-28）。

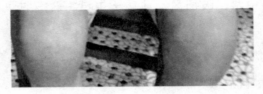

图 2-28　痹病

痿病和痹病包括很多种病。但凡属于痿的这一类，表现为肌肉萎缩，肢体痿软，不能够行走者，都属于痿病。"痹者，闭也"，痹，就是活动不利。痹病不一定会消瘦，不一定完全不能站立，多表现为疼痛，屈伸不利，活动不方便。

附：医案

李遇春治痹病

闫某，女，59 岁，汉族，退休。2009 年 10 月 16 日初诊。自诉手足关节疼痛、变形 10 余年。患者于 10 余年前开始出现手足关节疼痛，活动不利，并逐渐加重，并出现手足关节变形，西医诊断为类风湿关节炎。屡服中西药效果不显。现症见：肩、膝、踝关节疼痛，畏风怕冷，活动不利，晨起行动困难，双手双足关节肥大，僵硬，变形似鸡爪，双手不能紧握。伴有头晕、耳鸣、腰酸，舌淡暗有瘀点，苔薄腻，脉弦少力。

辨证分析：该患者经中医辨证属于痹病。患者临床症状无热象，故可诊断为风寒湿痹，而三邪之中尤以寒象为重，寒性凝滞，不通则痛，故患者各关节疼痛较为剧烈。此患者病程缠绵，正气亏虚，肾主骨，肝主筋，肾阳为温煦之根，火源匮乏，则痹痛难除，故病症经久不愈，耳鸣、腰酸、眩晕等均为肾虚之象。

诊断：中医诊断为痹证（风寒瘀阻经络）；西医诊断为类风湿关节炎。

治法：温通经络，消风活血。

方药：当归四逆汤加减。

桂枝 10 克　　　秦艽 10 克　　威灵仙 10 克　穿山龙 10 克
当归 15 克　　　生黄芪 20 克　防风 10 克　　怀牛膝 10 克
细辛 3 克　　　　鸡血藤 30 克　炒杜仲 15 克　川续断 20 克
桑寄生 20 克　　制乳香 6 克　　制没药 6 克　　白芍 15 克
炙甘草 6 克

6 剂，水煎服，日 1 剂，分两次服。

复诊：2009 年 10 月 23 日，患者自述服用上药后疼痛有所缓解，余症均如前。

桂枝 10 克　　　川续断 20 克　桑寄生 20 克　独活 10 克
防风 10 克　　　秦艽 10 克　　炒杜仲 15 克　当归 15 克

红花 10 克   川芎 10 克   细辛 3 克   木瓜 15 克

6 剂，水煎服，日 1 剂，分两次服。

三诊：2009 年 11 月 1 日，患者自述服用上药后症状有所改善，但服汤药不方便，请求给予丸药治疗，故以上方加量嘱其做成丸药服用。

按语：类风湿关节炎属于中医之痹病，且是痹病中病情最复杂又非常难治之证，往往风、寒、湿、热、瘀血兼而有之，用王清任之身痛逐瘀汤或用黄柏苍术汤加减有效。病久须加虫类搜风之品，如乌梢蛇、全蝎等。痛甚应加马钱子等。

6. 若小儿手足扭曲、屈伸，挤眉眨眼，属于小儿舞蹈病，多因气血不足，风湿内停所致。

附：医案

李遇春治抽动症案

杨某，男，10 岁，汉族，学生。2008 年 12 月 1 日初诊。主诉为不自主的咧嘴、瞪眼、张口 1 年，加重 1 月。1 年前患者出现不明原因的咧嘴、瞪眼、张口等不自主行为且不能自控，时轻时重。当时未受到重视，后症状逐渐加重，影响正常的学习和生活。刻下症状：不停地张口、咧嘴，瞪眼不能自控，纳食可。二便正常，睡眠可，舌红苔薄白，脉弦。

辨证分析：患者以张口、咧嘴、瞪眼等一系列动摇现象为主症，属于中医风的范畴。风性主动，故动摇之症应从风论治。因风为阳邪，易袭阳位，故头面部症状明显；风邪易夹痰，风痰上犯，故患者易出现张口、咧嘴等症状。

诊断：中医诊断为面部抽动（风痰上扰）；西医诊断为小

儿抽动症。

治法：息风止痉，豁痰通络。

方药：礞石滚痰丸加减。

全蝎 10 克　　蜈蚣 5 条　　白芍 20 克　　僵蚕 10 克

石菖蒲 10 克　胆南星 15 克　当归 20 克　　生地黄 30 克

礞石 10 克　　生龙骨 10 克（先煎）

生牡蛎 10 克（先煎）　　　法半夏 10 克　茯苓 15 克

上药研细末，服时用甘麦大枣汤送服。

复诊：服用上药后，诸症缓解，基本上无咧嘴、瞪眼等症状发生，但出现口唇干裂、口疮等，舌红苔薄白，脉弦。仍以息风止痉，化痰开络为法，佐以清热泻火之药。在上方的基础上加黄连 10 克，淡竹叶 10 克，服法同上方。

按语：小儿抽动症属中医风证，"诸风掉眩，皆属于肝"，表现为面部表情肌不能自主地抽动，属于内风范畴，无表证可言。乃肝风夹痰上袭头面所致，究其治法，大抵与痫相似。二病的病因相似，治法雷同。此证用蜈蚣、全蝎、僵蚕，或可加蝉蜕，取其虫类善搜剔经中之风邪。化痰多选用温胆汤酌加黄芩、黄连等以清痰热，养血所以能柔肝舒筋，用归、芍可也。

第三章　局部望诊

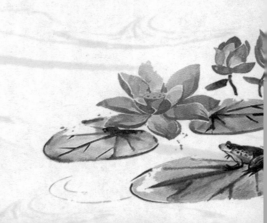

　　局部望诊是在全身望诊的基础上，根据病情和诊断的需要，对患者的某些局部进行深入、细致的观察，以测知相应脏腑的病变情况。由于人体是一个有机整体，全身的病变可反映于相应局部，局部的病变也可影响于全身，故观察局部的异常变化有助于了解整体的病变。

　　局部望诊时，要熟悉所望部位的生理特征及其与脏腑经络的内在联系，将病理体征与正常表现相比较，并联系其与脏腑经络的关系，结合其他诊法，从整体角度进行综合分析，以认识局部病理体征所提示的临床意义。

　　局部望诊的内容，包括望头面、五官、躯体、四肢、二阴、皮肤等。

一、望头面

（一）望头部

　　望头部主要是观察头的外形、动态及头发的色质变化及脱落情况以了解脑、肾的病变及气血的盛衰。头为精明之府，内藏脑髓，为元神所居之处；脑为髓之海，为肾所主，肾之华在发，发为血之余；头又为诸阳之会，脏腑精气皆上荣于头。故望头部的情况，主要可以诊察肾、脑的病变和脏腑精气的盛衰。望诊时应注意观察头颅、囟门、头发的异常。

1. 望头型

　　头的大小异常和畸形，多见于正值颅骨发育期的婴幼儿，可成为某些疾病的典型体征。头颅的大小以头围（头部通过眉

间和枕骨粗隆的横向周长）来衡量，一般新生儿约 34 厘米，6
个月时约 42 厘米，1 周岁时约 45 厘米，2 周岁时约 47 厘米，
3 周岁时约 48.5 厘米。明显超出此范围者为头过大，反之为头
过小。头型的变化主要是见于婴儿时期的变化、异常。但长成
以后，因骨质融合，头的形状就不会变了，因此头型的异常多
半发生在发育期的婴幼儿。

小儿头过大或过小，伴有智力低下者，多因先天不足，肾
精亏虚。头过大，可因脑积水引起。望小儿头部，尤须诊察颅
囟。若小儿囟门凹陷，称为囟陷，是津液损伤，脑髓不足之虚
证；囟门高突，称自填，多为热邪亢盛，见于脑髓有病；若小
儿囟门迟迟不能闭合，称为解颅，是肾气不足，发育不良的表
现。无论大人或小儿，头摇不能自主者，皆为肝风内动之兆。

（1）头大：小儿头颅均匀增大，颅缝开裂，面部较小，智
力低下者，多因先天不足，肾精亏损，水液停聚于脑所致。颅
缝开裂实际上就是颅骨没有闭合，没有融合起来，所以头大了

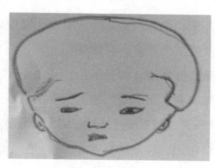

图 3-1　脑积水

以后就显得面部稍微小
一点，这种婴幼儿往往
有智力低下的表现。按
道理说，头大应该是大
脑发育得很好，脑很健
旺，实际上并不是，头
大并不是他的脑组织发
育得很好，而是因为里
面水液停聚（图 3-1）。

（2）头小：小儿头颅狭小，头顶尖圆，颅缝早合，智力低

下者，多因肾精不足，颅骨发育不良。头顶尖小，头颅狭小，颅缝早合，脑子要再长也长不大了，因此智力低下，发育不良。头为精明之府，内藏脑髓，肾藏精生髓，髓注于脑，因此该病变和肾精密切相关。又因刚出生，受到先天的影响更充分一些，头小往往被认为是肾精不足所致。

（3）方颅：小儿前额左右突出，头顶平坦，颅呈方形，亦是肾精不足或脾胃虚弱，颅骨发育不良的表现，可见于佝偻病、先天性梅毒等患儿（图 3-2）。

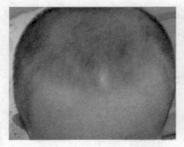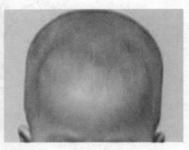

图 3-2　方颅

（4）头摇：患者头摇不能自主，不论成人或小儿，多为肝风内动之兆，或为老年气血虚衰，脑神失养所致。头摇不仅见于小儿，最常见的可能是肝风内动的老年人，可因老年人精气亏虚，虚风内动，或者肝阳上亢所致。

2. 囟门

囟门是婴幼儿颅骨接合不紧所形成的骨间隙，有前囟、后囟之分。后囟呈三角形，在出生后 2 ～ 4 个月内闭合；前囟呈菱形，在出生后 12 ～ 18 个月内闭合（图 3-3）。

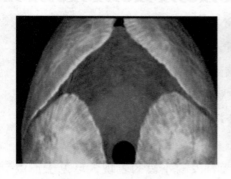
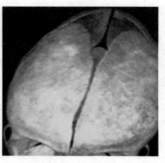

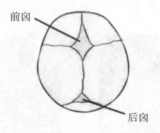

前囟

后囟

图 3-3　囟门

3.头发

　　头发的生长与肾气和精血的盛衰关系密切，故望头发可以诊察肾气的强弱和精血的盛衰。正常人发多浓密，色黑而润泽，是肾气充盛的表现。发稀疏不长，是肾气亏虚。发黄干枯，久病落发，多为精血不足。若突然出现片状脱发，为血虚受风所致。青少年落发，多因肾虚或血热。青年白发，伴有健忘，腰膝酸软者，属肾虚；若无其他病象者，不属病态。小儿发结如穗，常见于疳积病。

　　（1）发黄：指发黄干枯，稀疏易落。多属精血不足，可见于大病后或慢性虚损患者。小儿头发稀疏黄软，生长迟缓，甚至久不生发，多因先天不足，肾精亏损所致；小儿发结如穗，枯黄无泽，多属于疳积。

（2）发白：指青年白发。发白伴有耳鸣、腰酸等症者，属肾虚；伴有失眠健忘等症者，为劳神伤血所致。发白有因先天禀赋所致者，不属病态。

（3）脱发：片状脱发，显露圆形或椭圆形光亮头皮，称为斑秃，多为血虚受风所致。青壮年头发稀疏易落，有眩晕、健忘、腰膝酸软者，为肾虚；有头皮发痒、多屑、多脂者，为血热化燥所致（图3-4）。

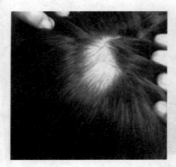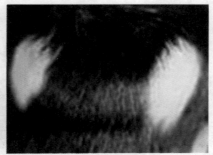

图3-4 斑秃

（二）望面部

面部又称颜面，指包括额部在内的脸面部。面部是脏腑精气上荣的部位，尤其是心之气血及心神活动外华之处。观察面部的色泽形态和神情表现，不仅可以了解神的衰旺，还可以诊察脏腑精气的盛衰和有关的病变。

望面部包括望面部色泽、望面容等内容，此处重点叙述面容异常。

I. 面容异常

（1）面肿：面部浮肿，多见于水肿病，常是全身水肿的一部分（图3-5）。其中眼睑颜面先肿，发病较速者为阳水，多由外感风邪，肺失宣降所致；兼见面色㿠白，发病缓慢者属阴水，多由脾肾阳衰，水湿泛溢所致；兼见面唇青紫、心悸气喘、不能平卧者，多属心肾阳衰，血行瘀阻，水气凌心所致。如满月脸。满月脸就是脸很圆像一轮满月，看起来比较肥大，主要由于脸部浮肿、脂肪等原因造成。面如满月，皮肤发红，常伴有痤疮和胡须生长，因水肿或者肥胖引起，有长期应用糖皮质激素史。

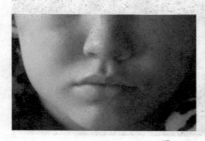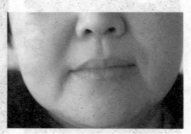

图3-5　水肿病

附：病案

胡希恕越婢加术汤病案

宋某，男，19岁，红卫兵接待站工作人员。1966年7月26日初诊。自7月20日始，患者出现咽痛、发烧、身冷、微咳、自服复方阿司匹林热不退，继而出现尿红、尿少，于区医院诊治，以外感治疗，热仍不解，并出现眼睑浮肿、下肢浮肿、头痛、尿少，甚至一日无尿，体温 38 ～ 38.5℃，经友谊医院查尿：尿蛋白（++++），白细胞满视野，管型 2 ～ 4。嘱其住院治疗，因无钱只注射一日消炎针，热减而诸症未已，经人介绍找胡老诊治。近症：面目及双下肢浮肿、头痛头晕、身热恶寒、腰微痛、小便黄少，舌苔白厚，脉细滑数。

麻黄 6 钱　　　生石膏 2 钱　生姜 3 钱　　　大枣 4 枚

炙甘草 2 钱　苍术 4 钱

按语：上药服 2 剂，肿大减，尿量增加，服 3 剂后，肿全消。服 6 剂后，尿蛋白减为（+），仍感腰痛，乏力，与柴胡桂枝干姜汤合当归芍药散。服一月，尿蛋白为（-），休息一个月即参加工作。1966 年 12 月 6 日复查尿常规正常，自感良好。

（2）腮肿：一侧或两侧腮部以耳垂为中心肿起，边缘不清，按之有柔韧感及压痛者，为痄腮，因外感温毒之邪所致，多见于儿童（图 3-6）。若颧下颌上耳前发红肿起，伴有寒热、疼痛者，为发颐，或为托腮痈，因阳明热毒上攻所致。耳下腮部出现肿块，不红不热者，多为腮腺肿瘤。

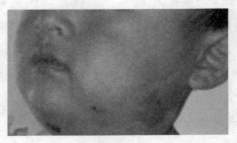

图 3-6　痄腮

附：医案

李遇春治乳蛾案

张某，女，13岁，汉族，学生。2010年4月15日初诊。主诉为右侧腮部肿痛6日。患者于6天前出现感冒症状，发热、咳嗽，继则出现右侧腮部肿胀，张口痛甚，经西药治疗发烧肿痛等症状均有所减轻，但在治疗期间，忽又出现发烧，腮部肿痛明显，灼热。患者烦躁不安，时有呕吐，口渴，舌红苔黄，脉数。

辨证分析：此证为感受风热毒邪所致之痄腮。由于风热温毒之邪侵犯于表，故初起见发热、怕冷等外感表证之症状，风热毒邪上攻于头面，故可使腮部出现肿胀疼痛，灼热感，甚至出现张口困难，口渴，舌红苔黄，脉数均属热毒之征象。

诊断：中医诊断为痄腮（风热毒邪上犯）；西医诊断为流行性腮腺炎。

治法：疏风清热解毒，消肿止痛。

方药：普济消毒饮加减。

板蓝根 10 克	马勃 6 克	黄芩 10 克	黄连 5 克
牛蒡子 10 克	连翘 10 克	生甘草 6 克	桔梗 10 克
柴胡 15 克	陈皮 6 克	玄参 15 克	升麻 6 克
薄荷 6 克（后下）		僵蚕 10 克	

6剂，水煎服，日1剂，分两次服。

复诊：2010年4月21日，患者自述服用上药后，诸症好转，现疼痛已愈，但腮部仍略有肿胀，舌红苔薄黄，脉弦。仍以上方服用4剂。

按语：对于痄腮，清热解毒，疏散风湿是不易之法。应用普济消毒饮效果十分明显。

（3）面削颧耸：又称面脱。指面部肌肉消瘦，两颧高耸，眼窝、颊部凹陷。因气血虚衰，脏腑精气耗竭所致，多见于慢性病的危重阶段。

（4）口眼㖞斜：突发一侧口眼㖞斜而无半身瘫痪，患侧面肌弛缓，额纹消失，眼不能闭合，鼻唇沟变浅，口角下垂，向健侧㖞斜者，病名曰口僻，为风邪中络所致。口眼㖞斜兼半身不遂者，多为中风，为肝阳化风，风痰阻闭经络所致。口、眼是往右边歪，麻痹在左边，反之亦然（图3-7）。

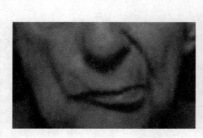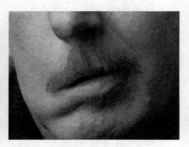

图 3-7 口眼㖞斜

二、望五官

面部眼、耳、鼻、口、舌五官，与五脏相关联。《灵枢·五阅五使》说："鼻者肺之官也，目者肝之官也，口唇者脾之官也，舌者心之官也，耳者肾之官也。"故望五官的异常变化可以了解脏腑的病变。望舌将另作专章论述，故本节主要介绍目、口唇、齿龈和咽喉等望诊内容。

（一）望目

目为肝之窍，心之使，目为肾精之所藏，为血之宗，五脏六腑之精气皆上注于目，故目与五脏六腑皆有联系，而与心、肝、肾的关系更为密切，可反映脏腑精气的盛衰（表3）。《重订通俗伤寒论》说："凡病至危，必察两目，视其目色，以知病之存亡也，故观目为诊法之首要。"

表3　目与五脏的关系

五轮	部位	五脏分属
水轮	瞳仁	肾
风轮	黑睛	肝
血轮	两眦	心
气轮	白睛	肺
肉轮	眼睑	脾

1. 针眼

胞睑边缘，起核如麦粒，红肿较轻，为风热邪毒或脾胃蕴热上攻所致（图3-8）。

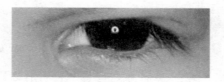

图3-8　针眼

2. 眼丹

胞睑红肿较重，胞睑漫肿，为风热邪毒或脾胃蕴热上攻所致（图 3-9）。

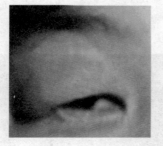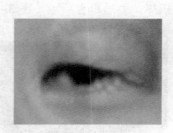

图 3-9 眼丹

3. 睑废

（1）胞睑下垂，胞睑无力张开而上睑下垂。

（2）双睑下垂，属先天不足，脾肾双亏。

（3）单睑下垂，脾虚气弱，或外伤气血不和（图 3-10）。

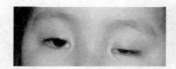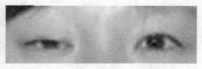

图 3-10 睑废

（二）望口与唇

口为饮食通道，脏腑要冲，脾开窍于口，其华在唇，手足阳明经环绕口唇，故望口与唇的异常变化，主要可以诊察脾与胃的病变。

1. 望口

（1）唇内和口腔黏膜出现灰白色小溃疡，周围红晕，局部灼痛者，为口疮（图 3-11）。口腔黏膜糜烂成片，口气臭秽者，为口糜，多由湿热内蕴，上蒸口腔所致。小儿口腔、舌上出现片状白屑，状如鹅口者，为鹅口疮，多因感受邪毒，心脾积热，上熏口舌所致（图3-12）。

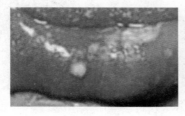
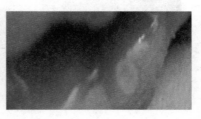

图3-11　口疮

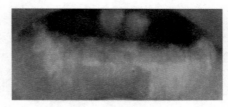

图3-12　鹅口疮

附：医案

李遇春治口疮案

姓名：王某　　性别：女　　年龄：48岁　民族：汉族

职业：农民　婚姻：已婚　初诊时间：2010年6月3日

主诉：口腔溃疡反复发作5年。

现病史：患者自述患有复发性口腔溃疡五年余。患者平素善饮酒，饮食起居不规律，脾气急躁，易怒，就诊时见口腔黏膜、舌尖、齿龈处散见溃疡四五处，疼痛不适，影响进食，伴有头痛眩晕，口干心烦，易怒，嗳气泛酸，大便干结，数日一行，舌红苔黄微腻，脉弦细。

辨证分析：患者平素情志不畅，肝气郁滞化火，火热冲逆上犯口舌作痛，故见口腔溃疡疼痛难忍，心烦易怒。肝火郁热横逆克犯中焦脾胃，致使胃阴不足，胃中虚火上犯，故口疮反复发作，口干，大便干结，舌红，脉细。

诊断：中医诊断为口疮（肝郁化火，胃阴不足）；西医诊断为复发性口腔溃疡。

治法：疏肝解郁，养肝清热。

方药：四逆散合玉女煎加减。

玄参10克　　生地黄15克　白芍10克　　柴胡10克
牡丹皮10克　栀子6克　　黄芩10克　　知母10克
炒薏苡仁30克　怀牛膝15克　麦冬10克　当归10克
生石膏30克（先煎）炒枳壳10克　　　生甘草6克
6剂，水煎服，日1剂，分两次服。

复诊：2010年6月10日，患者自述服用上药后症状无明显改善，上牙龈处又出现溃疡，色红，疼痛，诸症仍如前，烦躁易怒，舌红少苔而黄。

生地黄25克　生石膏30克　麦冬15克　　怀牛膝15克
知母6克　　炒薏苡仁30克　桔梗10克　　当归15克
金银花15克　赤芍10克　　牡丹皮10克
生蒲黄10克（包）　　　生甘草6克
6剂，水煎服，日1剂，分两次服。

按语：口腔溃疡可生在舌、龈颊等不同部位。中医认为舌属心之苗窍，龈属胃经，颊又涉及少阳经，故治疗此病常用导赤清心法，用玉女煎清胃肾之热，用四逆、逍遥疏泻肝胆。如日久不愈亦可酌加活血化瘀之药，因久病可出现络瘀，更不愈者则加少量肉桂、吴茱萸反佐之。

（2）口张：口开而不闭，属虚证。若状如鱼口，张口气直，但出不入，则为肺气将绝，属病危。

（3）口噤：口闭而难开，牙关紧急，属实证。多因筋脉拘急所致，可见于中风、痫病、惊风、破伤风、马钱子中毒等。

（4）口撮：上下口唇紧聚，为邪正交争所致，可见于新生儿脐风，表现为撮口不能吮乳。若兼见角弓反张者，多为破伤风患者。

（5）口㖞：口角向一侧㖞斜，可见于口僻，属风邪中络，或见于中风，为风痰阻络。

（6）口振：战栗鼓颔，口唇振摇，多为阳衰寒盛或邪正剧争所致，可见于外感寒邪，温病、伤寒欲作战汗，或疟疾发作。

（7）口动：口频繁开合，不能自禁，是胃气虚弱之象；若口角掣动不止，则为热极生风或脾虚生风之象。

2. 望唇

（1）唇色变化：常人唇色红润，是胃气充足，气血调匀的表现。唇色淡白，多属血虚或失血，是血少不能上充于唇络所致；唇色深红，多属热盛，是因热而唇部络脉扩张，血液充盈所致；嘴唇红肿而干者，多属热极；嘴唇呈樱桃红色，多见于煤气中毒；嘴唇青紫，多属血瘀证，可见于心气、心阳虚衰和严重呼吸困难的患者；嘴唇青黑，多属寒盛、痛极，是因寒盛血脉凝涩或痛极血络瘀阻所致。

（2）唇态变化：唇干而裂，为津液已伤，多属燥热伤津或阴虚液亏；嘴唇糜烂，多为脾胃积热上蒸，热邪灼伤唇部所致；唇内溃烂，其色淡红，为虚火上炎。唇边生疮，红肿疼痛，为心脾积热。唇角生疔，麻木痒痛，为锁口疔；人中部生疔，人中沟变浅平，麻木痒痛，为人中疔。久病而人中沟变平，口唇翻卷不能覆齿，称"人中满唇反"，为脾气将绝，属病危。

（三）望齿与龈

齿为骨之余，骨为肾所主；龈护于齿，为手足阳明经分布之处，故望牙齿与牙龈主要可以诊察肾、胃的病变，以及津液的盈亏。温病学派对验齿十分重视，在阳明热盛和热伤肾阴的情况下，观察齿与龈的润燥情况，可以了解胃津、肾液的存亡。

1. 察牙齿

（1）牙齿色泽：正常人牙齿洁白润泽而坚固，是肾气充足、津液未伤的表现。若牙齿干燥，为胃阴已伤；牙齿光燥如石，为阳明热甚，津液大伤；牙齿燥如枯骨，多为肾阴枯竭、精不上荣所致，可见于温热病的晚期，属病重；牙齿枯黄脱落，见于久病者多为骨绝，属病重；齿焦有垢，为胃肾热盛，但气液未竭；齿焦无垢，为胃肾热甚，气液已竭。

牙齿洁白润泽 ┈┈┈▶	津液内充，肾气充足
牙齿黄而干燥 ┈┈┈▶	热盛伤津
牙齿光燥如石 ┈┈┈▶	阳明热盛
牙齿燥如枯骨 ┈┈┈▶	肾阴枯涸

（2）牙齿动态：牙关紧急，多属风痰阻络或热极动风；咬牙啮齿，多为热盛动风；睡中啮齿，多因胃热或虫积所致，亦可见于常人。

2. 望牙龈

（1）牙龈色泽：正常人牙龈淡红而润泽，是胃气充足、气血调匀的表现。牙龈淡白，多属血虚或失血，因血少不能充于龈络所致；牙龈红肿疼痛，多为胃火亢盛，因火热循经上炎，熏灼于牙龈所致。

（2）牙龈形态：牙缝出血，称为齿衄，可因撞击等外力损伤，或胃腑积热，肝经火盛及阴虚火旺，脉络受损，或脾气虚弱，血不循经所致；龈肉萎缩，牙根暴露，牙齿松动，称为牙宣，多为肾虚或胃阴不足，虚火燔灼，龈肉失养所致；牙龈溃烂，流腐臭血水，甚则唇腐齿落者，称为牙疳，多因外感疫疠之邪，积毒上攻所致。

（四）望咽喉

咽通于胃腑，是饮食之道，为胃所系；喉连于气道，为气息之门，归肺所属；足少阴肾经循喉咙，夹舌本，亦与咽喉关系密切。故望咽喉主要可以诊察肺、胃、肾的病变。

1.咽喉色泽

健康人咽喉色淡红润泽，不痛不肿，呼吸通畅，发音正常，食物下咽顺利无阻。若咽部深红，肿痛明显者，属实热证，多由肺胃热毒壅盛所致；若咽部嫩红、肿痛不显者，属阴虚证，多由肾阴亏虚、虚火上炎所致；咽部淡红漫肿，多由痰湿凝聚所致。

2.咽喉形态

（1）红肿：一侧或两侧喉核红肿肥大，形如乳头或乳蛾，表面或有脓点，咽痛不适者，为乳蛾，属肺胃热盛，邪客喉核，或虚火上炎，气血瘀滞所致（图3-13）。咽喉部红肿高突，疼痛剧烈，吞咽困难，身发寒热者，为喉痈，多因脏腑蕴热，复感外邪，热毒客于咽喉所致。

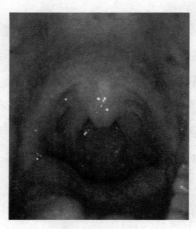

图3-13 乳蛾

（2）成脓：咽部肿痛，若肿势高突，色深红，周围红晕紧束，发热不退者，为脓已成；若肿势散漫，无明显界限，疼痛不甚者，为未成脓。

（3）溃烂：咽部溃烂，分散表浅者，为肺胃之热轻浅或虚火上炎；溃烂成片或洼陷者，为肺胃热毒壅盛；咽部溃腐日久，周围淡红或苍白者，多属虚证。

（4）伪膜：咽部溃烂处表面所覆盖的一层黄白或灰白色膜，称为伪（假）膜。如伪膜松厚，容易拭去者，病情较轻，是肺胃热浊之邪上壅于咽；若伪膜坚韧，不易拭去，重剥出血，很快复生者，为白喉，多见于儿童，属烈性传染病。

三、望躯体

望躯体的内容包括望颈项、胸胁、腹部和腰背部。

（一）望颈项

颈项是连接头部和躯干的部分，其前部称颈，后部称项。颈项起着支撑头部，连接头身的重要作用。颈项中有气管、食道、脊髓和血脉通过，是清气、饮食、气血、津液循行之要道。手足阳明经与任脉行于颈，太阳经与督脉行于项，少阳经行于两侧，是经气运行之路。颈项若有阻滞，可引起全身的病变，而脏腑气血失调，亦可在颈项部反映出来。

1. 外形

正常人的颈项直立，两侧对称，气管居中；矮胖者略粗短，瘦高者略细长，男性喉结突出，女性喉结不显。颈侧动脉搏动在安静时不易见到。其异常表现主要有瘿瘤、瘰疬等。

（1）瘿瘤：指颈部结喉处有肿块突起，或大或小，或单侧或双侧，可随吞咽而上下移动。多因肝郁气结痰凝所致，或因水土失调，痰气搏结所致（图3-14）。

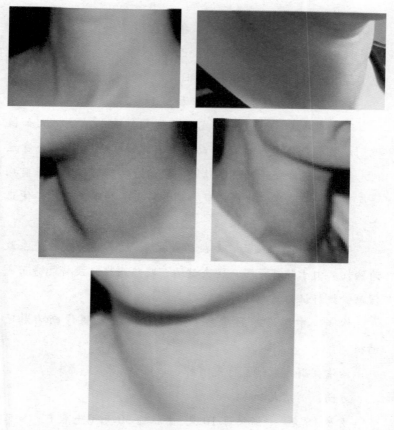

图3-14 瘿瘤

（2）瘰疬：指颈侧颌下有肿块如豆，累累如串珠。多由肺肾阴虚，虚火内灼，炼液为痰，结于颈部，或因外感风火时毒，夹痰结于颈部所致。

附：医案

李遇春治瘰疬案

姓名：王红梅　性别：女　年龄：29 岁　民族：汉族

职业：干部　　婚姻状况：已婚

初诊时间：2010 年 3 月 10 日

主诉：颈部颌下肿痛 1 年，加重 1 月。

现病史：患者于 1 年前发现右侧颈部有一结块，大如核桃，皮肤颜色不变，推之可动，偶有疼痛，无发热等全身症状。经某医院诊断为颈淋巴结肿。经治疗略有好转。一月前病情反复，肿痛明显，皮色不变，纳食一般，睡眠尚可，二便正常，舌淡红苔薄黄，脉弦。

辨证分析：古人云"无痰不成核"。故本病与痰的关系最为密切。由于肝郁气滞，脾失健运，痰热内生，痰凝气滞而成瘰疬，故辨证为痰凝气滞之瘰疬。

诊断：中医诊断为瘰疬（痰凝气滞）；西医诊断为淋巴结核。

治法：解毒散结，行气消肿。

方药：消瘰丸加味。

玄参 15 克　　浙贝母 10 克　生牡蛎 30 克（先煎）

柴胡 15 克　　牛蒡子 15 克　夏枯草 15 克　黄芩 15 克

山慈菇 10 克　连翘 15 克　　丹参 20 克　　当归 15 克

防风 10 克　　荆芥穗 10 克　天花粉 10 克（包）

僵蚕 10 克　　生甘草 10 克

10 剂，水煎服，日 1 剂，分两次服。

复诊：2010年5月28日，患者自述服药后颈部颌下肿块缩小，疼痛缓解，皮色不红，心情舒畅，余无特殊不适。舌红苔薄腻，脉弦细。仍予以解毒散结，行气消肿为主，前方去防风、生甘草，加生黄芪、海藻、海浮石。

玄参15克　　浙贝母10克　生牡蛎30克（先煎）

柴胡15克　　牛蒡子15克　夏枯草15克　黄芩15克

山慈菇10克　连翘15克　　丹参20克　　当归15克

荆芥穗10克　天花粉10克（包）

僵蚕10克　　生黄芪20克　海藻15克　　海浮石15克

8剂，水煎服，日1剂，分两次服。

2010年12月10日，其家人来就诊时告知患者病已痊愈。

按语：瘰疬一病属痰凝气结，既有痰湿内聚之内因，亦有外感之诱因，痰核既成当软之、散之、消之。消瘰丸为常用之方，夏枯草又为常用之药。以本病为例，热熬津液成痰，故用黄芩、连翘清之，诸咸味药是为软坚散结而设，海藻、海浮石是也。亦可酌更为昆布、海螵蛸等。气滞痰凝成核，血亦瘀滞，用当归、丹参等是为此。

（3）颈瘘：指颈部痈肿、瘰疬溃破后，久不收口，形成管道。病名曰鼠瘘，因痰火久结，气血凝滞，疮孔不收而成。

（4）项痈、颈痈：项部或颈部两侧焮红漫肿，疼痛灼热，甚至溃烂流脓者，谓之项痈或颈痈。多由风热邪毒蕴蒸，气血壅滞，痰毒互结于颈项所致。

（5）气管偏移：指气管不居中，向一侧偏移。多为胸膈有水饮或气体，或因单侧瘿瘤、肿物等，挤压、牵拉气管所致，可见于悬饮、气胸、石瘿、肉瘿、肺部肿瘤等病。

附：病案

李可肿瘤临证案（甲状腺癌颈转移）

王某，女，60 岁，两渡煤矿科长张某妻，1978 年 6 月 26 日初诊。患者高大胖体形，体重 80 千克。颈部肿块 29 年，甲状软骨上方肿块杏子大，下方肿块约乒乓球大，均质硬，右颈部鹅蛋大肿块，凹凸不平。同年 3 月 28 日，省肿瘤医院经超声探查诊断为"甲状腺癌颈转移"，次日同位素扫描支持上述诊断。追询病史，知患者从 8 岁起即抽旱烟，现吸烟量日平均 2 盒，患支气管炎 30 年。近 3 年暴喘迫促，两臂上举则气闭晕厥。上厕所走 10 多步，即暴喘 10 多分钟。痰声如拽锯，稠黏难出。目赤，胸、胃烧灼难耐。日食冰棍 1 桶，水果罐头无数，始觉爽快。脉沉滑搏坚。放疗后耳聋不闻雷声。个性暴躁，多疑善怒。近 2 个月有血性涕，右侧偏头痛剧烈。胸背四肢泛发脂肪瘤，大者如粟子，小者如蚕豆。据以上脉证，因由吸烟过度，熏灼肺腑，个性暴躁，气滞于中，痰气交阻，日久化火化毒，结于喉间要道。近来，虽见种种上热见证，但双膝独冷，盖由高年肾阴大亏，阴不抱阳，龙雷之火上燔，且喘汗频作，须防暴脱。先予引火汤，滋阴敛阳，引火归原，处方有二。

熟地黄 90 克　盐巴戟天 30 克　天冬 30 克　麦冬 30 克
云茯苓 15 克　五味子 6 克

上油桂 2 克（去粗皮研粉小米蒸烂为丸先吞）

3 剂，此后凡见上热无制，即服 3 剂。

漂海藻 30 克　昆布 30 克　生半夏 30 克　鲜生姜 30 克

　　玄参 30 克　天花粉 30 克　海蛤壳 30 克　牡蛎 30 克

　　黄药子 30 克　木鳖子 30 克　白花蛇舌草 30 克

　　夏枯草 30 克　生苡仁 30 克　重楼 30 克　浙贝母 15 克

　　麦冬 15 克　桃仁 15 克　杏仁 15 克　白参 10 克（另炖）

　　五味子 10 克　山慈菇 10 克　山豆根 10 克　竹沥 2 匙

　　全蝎 12 只　蜈蚣 4 条　上沉香 1.5 克

　　明雄黄 1.2 克（研粉吞服）

　　上方，头 3 个月每旬服 7 剂，无大加减，至 9 月底，两方共服 70 剂，全身脂肪瘤消失，右颈转移灶缩小 2/3，甲状软骨上下之肿物亦明显缩小。血性涕消失，痰声漉漉偶见。动则暴喘之状，可减三四。服至 1979 年 6 月，因天渐热，停药 3 个月，共服百剂。喘息已很轻微，可到邻家串门。右颈转移灶缩小至杏核大。至 1980 年 3 月，所有肿物全部消失。经治 18 个月，共服药 300 剂，其中引火汤约占 1/4。现仍健在，已 80 岁高龄。

2.动态

　　正常人的颈项转侧俯仰自如，其活动范围约为左右旋转各 30 度，后仰 30 度，前屈 30 度，左右侧屈各 45 度。其异常改变主要有项强、项软、颈脉搏动、颈脉怒张。

　　（1）项强：指项部肌肉拘紧或强硬。如项部拘急牵引不舒，兼有恶寒、发热，是风寒侵袭太阳经脉，经气不利所致；若项部强硬，不能前俯，兼壮热、神昏、抽搐者，多属温病火邪上攻，或脑髓有病；若项强不适，兼头晕者，多属阴虚阳亢，或经气不利所致；如睡眠之后，项强而痛，并无他苦者，为落枕，多因睡姿不当，项部经络气滞所致（图 3-15）。

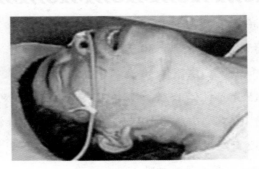

图 3-15　项强

　　（2）项软：指颈项软弱，抬头无力。小儿项软，多因先天不足，肾精亏损，后天失养，发育不良，可见于佝偻病患儿；久病、重病颈项软弱，头垂不抬，眼窝深陷，多为脏腑精气衰竭之象，属病危。

　　（3）颈脉搏动：指在安静状态时出现颈侧人迎脉搏动明显，可见于肝阳上亢或血虚重证等患者。

　　（4）颈脉怒张：指颈部脉管明显胀大，平卧时更甚，多见于心血瘀阻，肺气壅滞及心肾阳衰、水气凌心的患者。

　　（二）望胸胁

　　横膈以上，锁骨以下的躯干正面谓之胸；胸部两侧，由腋下至十一、十二肋骨端的区域谓之胁。胸腔由胸骨、肋骨和脊柱等构成，内藏心肺等重要脏器，属上焦，为宗气所聚，是经脉、血管循行布达之处。胸廓前有乳房，属胃经，乳头则属肝经；胁肋是肝胆经脉循行之处。望胸胁主要可以诊察心、肺的病变和宗气的盛衰，以及肝胆、乳房疾患。

　　1. 外形

　　正常人的胸廓呈扁圆柱形，两侧对称，左右径大于前后径

（比例约为 1.5：1），小儿和老人则左右径略大于前后径或相等，两侧锁骨上下窝亦对称。常见的胸廓变形有扁平胸、桶状胸、鸡胸、胸廓两侧不对称。

（1）扁平胸：表现为胸廓较正常人扁平，前后径小于左右径的一半，颈部细长，锁骨突出，两肩向前，锁骨上、下窝凹陷。多见于形瘦之人，或肺肾阴虚、气阴两虚的患者（图3-16）。

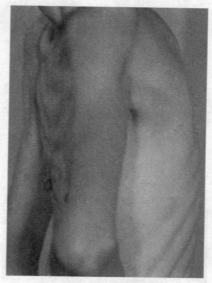

图 3-16　扁平胸

（2）桶状胸：表现为胸廓较正常人膨隆，前后径与左右径约相等，颈短肩高，锁骨上、下窝平展，肋间加宽，胸廓呈圆桶状。多为久病咳喘，肺肾气虚，以致肺气不宣而壅滞，日久促使胸廓变形（图3-17）。

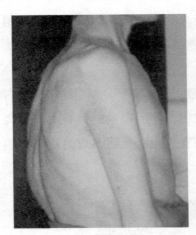 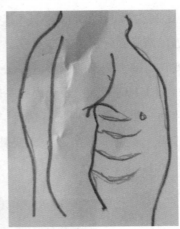

图 3-17　桶状胸

（3）鸡胸：表现为胸骨下部明显前突，胸廓前后径长而左右径短，肋骨侧壁凹陷，形似鸡之胸廓。多见于小儿佝偻病，因先天不足或后天失养，肾气不充，骨骼发育异常所致（图3-18）。

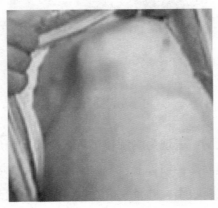

图 3-18　鸡胸

（4）胸廓两侧不对称：一侧胸廓塌陷，肋间变窄，肩部下垂，脊骨常向对侧凸出者，多见于肺痿、肺部手术后等患者；若一侧胸廓膨隆，肋间变宽或兼外凸，气管向健侧移位者，多见于悬饮、气胸等患者。

2.动态

胸胁随呼吸而活动。正常人呼吸均匀，节律整齐，每分钟16～18次，胸廓起伏左右对称，均匀轻松。妇女以胸式呼吸为主，男子和儿童以腹式呼吸为主。

（1）呼吸形式改变：如胸式呼吸增强，腹式呼吸减弱，多为腹部有病，可见于鼓胀、腹内癥积、腹部剧痛等患者，亦可见于妊娠妇女；如胸式呼吸减弱，腹式呼吸增强，多为胸部有病，可见于肺痨、悬饮、胸部外伤等病；如两侧胸部呼吸不对称，即胸部一侧呼吸运动较另侧明显减弱，为呼吸运动减弱侧胸部有病，可见于悬饮、气胸、肺癌等患者。

（2）呼吸时间改变：若吸气时间延长，吸气时胸骨上窝、锁骨上窝及肋间凹陷（三凹），多因吸气困难所致，可见于急喉风、白喉等患者；若呼气时间延长，伴口张目突、端坐呼吸，多为呼气困难所致，可见于哮病、肺胀、尘肺等患者。

（3）呼吸强度改变：如呼吸急促，胸部起伏显著，多为邪热、痰浊阻肺，肺失清肃，肺气不宣所致。如呼吸微弱，胸廓起伏不显，多为肺气亏虚，气虚体弱所致。

（4）呼吸节律改变：呼吸节律不整，表现为呼吸由浅渐深，再由深渐浅，以至暂停，往返重复，或呼吸与暂停相交替，皆为肺气虚衰之象，属病重。

（三）望腹部

腹部指躯干正面剑突以下至耻骨以上的部位，属中下焦，内藏肝、胆、脾、胃、大肠、小肠、膀胱、胞宫等脏腑。故望腹部可以诊察内在脏腑的病变和气血的盛衰。

1. 外形

正常人腹部对称、平坦（仰卧时腹壁平于胸骨至耻骨中点连线），直立时腹部可稍隆起，约与胸平齐，仰卧时则稍凹陷。外形异常主要包括腹部膨隆、腹部凹陷、腹部青筋暴露、腹部凸起。

（1）腹部膨隆：即仰卧时前腹壁明显高于胸耻连线。若仅腹部膨胀，四肢消瘦者，多属鼓胀，为肝气郁滞，湿阻血瘀所致；若腹部胀大，周身俱肿者，多属水肿病，为肺脾肾三脏功能失调，水湿泛溢肌肤所致；腹局部膨隆，多见于腹内有癥积的患者（图3-19）。

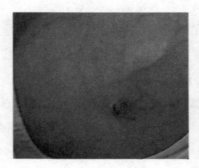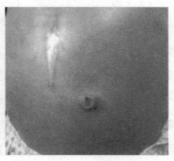

图3-19　腹部膨隆

（2）腹部凹陷：即仰卧时前腹壁明显低于胸耻连线。若腹部凹陷，形体消瘦，多属脾胃虚弱，气血不足，可见于久病脾胃气虚，机体失养，或新病吐泻太过、津液大伤的患者（图3-20）；若腹皮甲错，深凹着脊，可见于长期卧床不起，肉消着骨的患者，为精气耗竭，属病危。

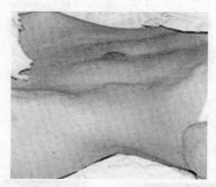

图 3-20　腹部凹陷

（3）腹壁青筋暴露：即患者腹大坚满，腹壁青筋怒张。多因肝郁气滞，脾虚湿阻日久，导致血行不畅，脉络瘀阻所致，可见于鼓胀重证。

（4）腹壁凸起：腹壁有半球状物突起，多发于脐孔、腹正中线、腹股沟等处，每于直立或用力后发生者，多属疝气。

2. 动态

正常人腹部动态主要与呼吸活动有关。腹部的动态异常多与某些病变致使腹式呼吸强度改变有关。可参考"望胸胁"中有关内容。

（四）望腰背部

背为胸中之府，亦为心肺之所居，与肝胆相关。腰为身体运动的枢纽，为肾之府。故通过望腰背部的异常表现，可以诊察有关脏腑经络的病变。望腰背时应注意观察脊柱及腰背部有无形态异常及活动受限。

I. 外形

正常人腰背部两侧对称，直立时脊柱居中，颈、腰段稍向前弯曲，胸、骶段稍向后弯曲，但无左右侧弯。其异常改变主要有脊柱后凸、脊柱侧弯、缠腰火丹。

（1）脊柱后突：指脊骨过度后弯，致使前胸塌陷，背部凸起。又名龟背，俗称驼背。多由肾气亏虚、发育异常，或脊椎疾患所致，亦可见于老年人。若久病患者后背弯曲，两肩下垂，称为"背曲肩随"，为脏腑精气虚衰之象（图3-21）。

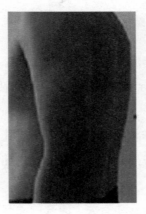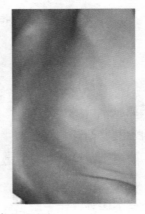

图3-21 脊柱后突

（2）脊柱侧弯：指脊柱偏离正中线向左或右歪曲。多由小儿发育期坐姿不良所致，亦可见于先天不足、肾精亏损、发育不良的患儿和一侧胸部有病的患者（图3-22）。

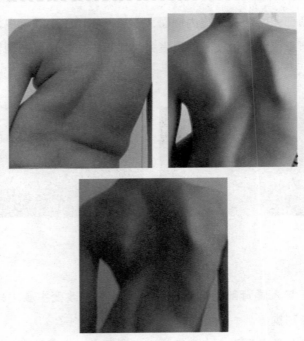

图 3-22　脊柱侧弯

（3）缠腰火丹：腰部皮肤鲜红成片，有水疱簇生如带状，灼热肿胀者，称缠腰火丹，由外感火毒与血热搏结，或湿热浸淫，蕴阻肌肤，不得外泄所致（图 3-23）。囊括了现代医学的带状疱疹，为一种病毒性感染。临床特点：①常突然发生，为集簇性水疱（皮疹为连续性带状或斑状，沿神经分布出现在一至数个结节，初期为隆起性红斑，迅速形成一群有中心脐窝状大小水疱，渐渐为血疱乃至脓疱，最后覆盖有坏死性痂皮）。②伴有强烈疼痛，多数患者有持续性疼痛，往往在皮疹痊愈后疼痛仍不消失。③本病前驱症状为沿神经干周围之疼痛约持续三日，且多合并所属淋巴结肿胀疼痛。④常侵犯腰胁部、胸部、颈部、脸部及大腿内侧面，一般不超过正中线（少数病情非常严重或体力极度差的患者会越过正中线，形成两侧皆有的现象）。

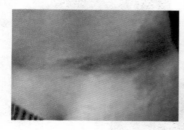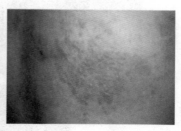

图 3-23　缠腰火丹

2.动态

正常人腰背部俯仰转侧自如。其异常改变主要为角弓反张、腰部拘急。

（1）角弓反张：指患者病中脊背后弯，反折如弓，常兼颈项强直、四肢抽搐，为肝风内动，筋脉拘急之象。可见于热极生风之惊风、破伤风、马钱子中毒等患者（图 3-24）。

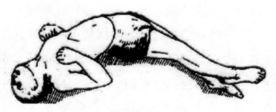

图 3-24　角弓反张

（2）腰部拘急：指腰部疼痛，活动受限，转侧不利。多因寒湿内侵，腰部脉络拘急，或跌仆闪挫，局部气滞血瘀所致。

四、望四肢

四肢包括上肢的肩、臑、肘、臂、腕、掌、指和下肢的髀、股、膝、胫、踝、跗、趾等部位。就其与脏腑的关系而言，因心主四肢血脉，肺主四肢皮毛，脾主四肢肌肉，肝主四肢之筋，肾主四肢之骨，故五脏均与四肢有关，而脾与四肢的关系尤为密切。就其与经脉的关系而言，则上肢为手三阴、手三阳经脉循行之处，下肢为足三阴、足三阳经脉循行之处。故望四肢主要可以诊察五脏病变和循行于四肢的经脉病变。望诊时应注意观察手足、掌腕、指趾的外形变化和动态的异常。

（一）望手足

1. 外形

（1）四肢萎缩：指四肢或某一肢体肌肉消瘦、萎缩，松软无力。多因气血亏虚或经络闭阻，肢体失养所致（图 3-25）。

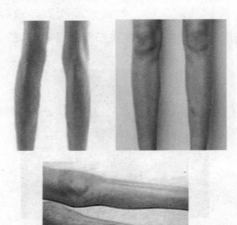

图 3-25　四肢萎缩

（2）肢体肿胀：指四肢或某一肢体肿胀。若四肢肿胀，兼红肿疼痛者，多为瘀血或热壅血瘀所致；若足跗肿胀，或兼全身浮肿，多见于水肿；下肢肿胀，皮肤粗厚如象皮者，多见于丝虫病（图3-26）。

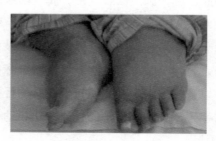

图3-26　肢体肿胀

（3）膝部肿大：膝部红肿热痛，屈伸不利，见于热痹，为风湿郁久化热所致；若膝部肿大而股胫消瘦，形如鹤膝，称为"鹤膝风"，多因寒湿久留、气血亏虚所致；膝部紫暗漫肿疼痛，因外伤所致者，为膝骨或关节受损（图3-27）。

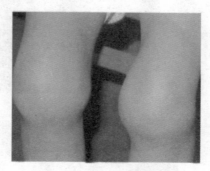

图3-27　膝部肿大

（4）小腿青筋：指小腿青筋暴露，形似蚯蚓。多因寒湿内侵，络脉血瘀所致（图 3-28）。

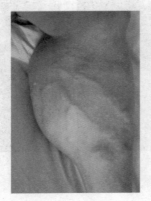

图 3-28 小腿青筋

（5）下肢畸形：直立时两踝并拢而两膝分离，称为膝内翻（又称"O"形腿）（图 3-29）；两膝并拢而两踝分离，称为膝外翻（又称"X"形腿）（图 3-30）。若踝关节呈固定型内收位，称足内翻；呈固定外展位，称足外翻。上述畸形皆属先天不足，肾气不充，或后天失养，发育不良。

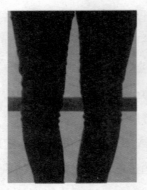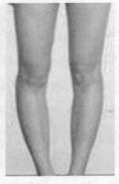

图 3-29 "O"形腿

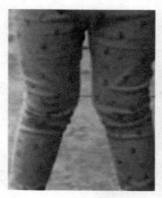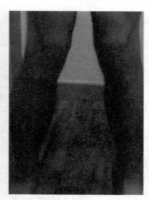

图 3-30 "X"形腿

2.动态

（1）肢体痿废：指肢体肌肉萎缩，筋脉弛缓，痿废不用。多见于痿病，常因精津亏虚或湿热浸淫，筋脉失养所致。若一侧上下肢痿废不用者，称为半身不遂，见于中风患者，多因风痰阻闭经络所致；若双下肢痿废不用者，见于截瘫患者，多由腰脊外伤、瘀血阻络所致。

（2）四肢抽搐：指四肢筋脉挛急与弛张间作，舒缩交替，动作有力。见于惊风，多因肝风内动，筋脉拘急所致。

（3）手足拘急：指手足筋肉挛急不舒，屈伸不利。如在手可表现为腕部屈曲、手指强直，拇指内收贴近掌心与小指相对；在足可表现为踝关节后弯，足趾挺直而倾向足心。多因寒邪凝滞或气血亏虚，筋脉失养所致。

（4）手足颤动：指双手或下肢颤抖或振摇不定，不能自主。多由血虚筋脉失养或饮酒过度所致，亦可为动风之兆。

（5）手足蠕动：指手足时时蠕动，动作迟缓无力，类似虫之蠕行。多为脾胃气虚，筋脉失养，或阴虚动风所致。

（6）扬手掷足：指热病之中，神志昏迷，手足躁动不宁。是内热亢盛，热扰心神所致。

（7）循衣摸床，撮空理线：指重病神识不清，患者不自主地伸手抚摸衣被、床沿，或伸手向空，手指时分时合。为病重失神之象。

附：医案

李遇春治动风案

姓名：于美侠　性别：女　年龄：65 岁　名族：汉族

职业：群众　婚姻状况：已婚

主诉：舌体抽动，夜间加重 3 天。

现病史：患者两年前间断有舌体抽动，但自觉轻微，没有治疗，现舌体时时抽动，夜间加重，影响睡眠，并伴有双腿肌肉抽动，右胁下胀满不适，症状逐渐加重，二便尚可，纳食一般，舌质暗红，苔薄黄，脉细。自述 05 年行胆囊结石手术，无药物过敏史。测量血压显示：170/105mmHg。

辨证分析：患者年过花甲，阴液逐渐衰少，阴虚不能濡养舌体及身体其他各个部位，则会出现动风（虚风）之症。舌体抽动，双腿肌肉抽动即为虚风内动之象，脉细为虚证之脉。

诊断：中医诊断为动风；西医诊断为帕金森氏症？

治法：滋阴息风，安神定志。

方药：增液汤加减。

生地黄 20 克　麦冬 10 克　　白芍 30 克　远志 10 克

生龙骨 30 克（先煎）　　　生牡蛎 30 克（先煎）

炙甘草 6 克　　阿胶 30 克（烊化）　　石菖蒲 10 克

木瓜 15 克　　玉竹 15 克　　首乌藤 30 克

7 剂，水煎服，日 1 剂，分两次服。

复诊：2008 年 12 月 10 日，患者复诊自述服用上药后舌体抽动症状好转，现脚抽动症状明显，左胁肋部偶有抽动，头部疼痛，用眼后自觉干涩明显，舌红苔薄，脉细。

生龙骨 30 克（先煎）　　　生牡蛎 30 克（先煎）

白芍 20 克　　当归 15 克　　生石决明 30 克（先煎）

熟地黄 25 克　　川芎 6 克　　枸杞子 10 克　麦冬 15 克

木瓜 15 克　　怀牛膝 15 克　川楝子 10 克　菊花 10 克

5 剂，水煎服，日 1 剂，分两次服。

按语：舌虽为心之苗窍，但亦与五脏有关，与多条经脉相连。抽动为动摇之象，是肝病无疑。舌根又与肾的关系密切，故治疗此证当从肝肾入手，肝血、肾精不足致使筋脉失养，阴亏而阳亢，风动为抽搐。患者肢体亦时有抽搐，更对上述诊断是一有力的佐证，故养血柔肝，滋肾止痉是其治法。人衰老的过程亦即肾虚的过程，患者年过花甲，真阴渐衰，阴液亏虚，内风即生，又经曰：诸风掉眩，皆属于肝，故本病当从心、肝、肾三脏入手，用滋阴之品滋之、养之是为正法。

（二）望掌腕及鱼际

I.掌腕

（1）手掌厚薄：手掌厚实者，是脏气充实之象；手掌瘦薄者，是脏气不足之征。

（2）掌腕润燥：掌腕肌肤滑泽，是津液充足之象；掌腕肌肤干涩，是津液不足之征；手掌水疱、脱屑、粗糙、变厚、干燥皲裂，自觉痒痛者，称鹅掌风，因风湿蕴结，或血虚风燥，肤失濡养所致。

2. 鱼际

掌腕望诊须察鱼际。鱼际是手大指本节后丰满之处，其络脉称为鱼络。鱼际属手太阴肺经之部，因肺经起于中焦，故胃气亦上至手太阴经；加之鱼际位置易察，鱼络显露，故可候胃气之强弱。

（1）鱼际形态：鱼际大肉未削，是胃有生气；鱼际大肉削脱，是胃无生气。

（2）鱼络颜色：鱼络色青，是胃中有寒；鱼络色赤，是胃中有热。

（三）望指趾及爪甲

1. 指趾

（1）手指挛急：指手指拘挛，不能伸直。俗称鸡爪风。多因血液亏虚，血不养筋，复感寒邪所致。

（2）手指变形：手指关节呈梭状畸形，活动受限者，称为梭状指，多由风湿久蕴，痰瘀结聚所致；指趾末节膨大如杵者，称为杵状指，常兼气喘唇暗，多由久病心肺气虚，血瘀痰阻而成（图3-31）。

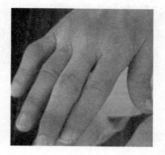
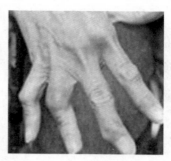

图 3-31　手指变形

（3）趾节溃脱：脚趾皮肤紫黑、溃烂，趾节脱落，肉色不鲜，气臭痛剧者，称为脱疽。常因正虚阴火燔灼，外感寒湿之邪，阻滞脉络，气血痹阻，脚趾局部骨肉腐烂所致。

（4）指头螺瘪：指头干瘪，螺纹显露者，称为瘪螺。多因吐泻太过，津液暴脱所致。

2. 爪甲

正常爪甲红润，是气血充盛，荣润于甲的表现。望诊应注意甲色与甲态的变化。

（1）甲色：甲色深红，是气分有热；甲色鲜红，多为阴液不足，虚热内生；甲色浅淡，多属气血亏虚，或阳虚气血失运（图3-32）；甲色发黄，多为湿热交蒸之黄疸；甲色紫黑，多属血脉瘀阻，血行不畅。

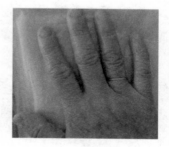

图 3-32　爪甲色淡

（2）甲态：甲态候病的方法是医生以拇指、食指按压患者指甲，随即放松，观察其甲色的变化及速度。若按之色白，放之即红，为气血流畅，虽病较轻；若按之色白，放不即红，为气血运行不畅，病情较重。

五、望皮肤

皮肤为一身之表，内合于肺，卫气循行其间，有保护机体的作用。脏腑气血亦通过经络而外荣于皮肤。凡感受外邪或内脏有病，皆可引起皮肤发生异常改变。因此，望皮肤不仅可以诊察皮肤所发生的病变、判断病邪的性质，并且可以诊察脏腑的虚实、气血的盛衰、内脏病变的轻重和预后等。

正常人皮肤荣润有光泽，是精气旺盛，津液充沛的征象。望诊时应注意观察皮肤色泽形态的变化和表现于皮肤的某些病症，如斑、疹、痘、痈、疽、疔、疖等。

（一）色泽异常

（1）皮肤发赤：皮肤突然鲜红成片，色如涂丹，边缘清楚，灼热肿胀者，为丹毒。发于头面者，名抱头火丹；发于小腿足部者名流火；发于全身、游走不定者，名赤游丹。发于上部者多由风热化火所致，发于下部者多因湿热化火而成，亦有因外伤染毒而引起者。

（2）皮肤发黄：面目、皮肤、爪甲俱黄者，为黄疸，多因外感湿热、疫毒，内伤酒食，或脾虚湿困，血瘀气滞等所致。其黄色鲜明如橘皮色者，属阳黄，因湿热蕴蒸，胆汁外溢肌肤而成；黄色晦暗如烟熏色者，属阴黄，因寒湿阻遏，胆汁外溢肌肤所致。

（3）皮肤紫黑：面、手、乳晕、腋窝、外生殖器、口腔黏膜等处呈弥漫性棕黑色改变者，多为黑疸，由劳损伤肾所致；

周身皮肤发黑亦可见于肾阳虚衰的患者。

（4）皮肤白斑：四肢、面部等处出现白斑，大小不等，界线清楚，病程缓慢者，为白癜风。多因风湿侵袭，气血失和，血不荣肤所致。

（二）形态异常

（1）皮肤干燥：指皮肤干枯无华，甚至皲裂、脱屑的症状。多因阴津已伤、营血亏虚，肌肤失养，或因外邪侵袭、气血滞涩等所致（图3-33）。

（2）肌肤甲错：指皮肤干枯粗糙，状若鱼鳞的症状。多属血瘀日久，肌肤失养所致（图3-34）。

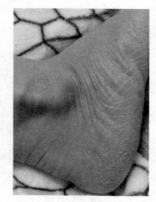

图3-33 皮肤干燥

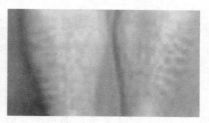

图3-34 肌肤甲错

附：病案

胡希恕四逆散合桂枝茯苓丸兼服大黄䗪虫丸医案

武某，男性，24岁，病历号13980，1961年4月6日初诊。去年7月确诊为慢性肝炎，经服中西药治疗效不明显。

现仍肝脾肿大，两胁痛闷，左侧尤甚，倦怠乏力，四肢皮肤甲错色紫暗黑，二便如常，苔白，舌有瘀斑，脉弦细。证属虚劳挟瘀，治以缓中补虚。活血祛瘀，与四逆散合桂枝茯苓丸加减，兼服大黄䗪虫丸：

柴胡 12 克　　白芍 12 克　　枳实 10 克　　炙甘草 6 克，

桂枝 10 克　　茯苓 12 克　　牡丹皮 10 克　桃仁 10 克，

茵陈 15 克　　丹参 20 克　　王不留行 10 克

兼服大黄䗪虫丸每早一丸。

按语：上药加减服用约三个月，6 月 28 日来诊，胁痛已，肌肤甲错消失，继用丸药调理巩固。肝脾肿大、四肢皮肤甲错色紫暗黑、舌有瘀斑，为瘀血之象；慢性肝炎倦怠乏力、脉细为虚极之象。虚极有瘀、肌肤甲错，为大黄䗪虫丸方证。两胁痛闷、脉弦、二便如常可用四逆散；瘀血体虚不耐攻下，可用桂枝茯苓丸。三方合用，疗效显著。

（3）皮肤硬化：指皮肤粗厚硬肿，失去弹性，活动度减低的症状。可因外邪侵袭、禀赋不足、阳虚血液亏少、情志内伤、饮食不节、瘀血阻滞等，引起肌肤失养而致。

（三）皮肤病症

1. 斑疹

斑、疹均为全身性疾病表现于皮肤的症状，两者虽常常并称，但实质有别。

（1）斑：指皮肤黏膜出现深红色或青紫色片状斑块，平铺于皮肤，抚之不碍手，压之不褪色的症状。可由外感温热邪毒，热毒窜络，内迫营血；或因脾虚血失统摄，阳衰寒凝气血；或因外伤等，使血不循经，外溢肌肤所致（图 3-35）。

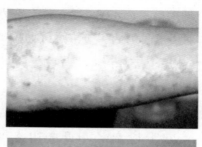

图 3-35　斑

（2）疹：指皮肤出现红色或紫红色、粟粒状疹点，高出皮肤，抚之碍手，压之褪色的症状。常见于麻疹、风疹、瘾疹等病，亦可见于温热病中。多因外感风热时邪或过敏，或热入营血所致（图 3-36）。

图 3-36　疹

斑、疹具体异同见表4。

表4　斑疹异同表

	斑	疹
概念	斑色红，点大成片平摊于皮肤下，摸不应手	形如粟粒，色红而高起，摸之碍手
病机	阳明热炽，内通营血，从肌肉发出	邪热郁肺，内窜营分，从肌肉发出
部位	"斑出阳明"	"疹出太阴"
治疗	清热化斑	清热透疹
病机	二者均为热入营血	

不论斑或疹，在外感病中见之，若色红身热，先见于胸腹，后延及四肢，斑疹发后热退神清者，是邪去正安，为顺；若布点稠密成团，色深红或紫暗，先见于四肢，后延及胸腹，壮热不退，神识不清者，是邪气内陷，为逆（表5）。

表5　斑疹顺逆证对比表

	顺证	逆证
形态	松浮洋溢，如洒皮面	紧束有根，如履透针
分布	稀疏均匀	稠密成片
色泽	红活荣润	深红、晦暗
脉证	热退神清	热不退、神昏、肢厥、脉微

附：病案

顾植山解表祛风法辨治荨麻疹

王某，女，42岁，2010年5月15日初诊。原有皮肤过敏史，近3日急性发作，全身起红色风团，奇痒，时隐时现，舌红苔白，脉浮。方用葛根汤原方：粉葛根60克（先煎），净麻黄10克（先煎去沫），川桂枝10克，赤芍15克，炙甘草10克，大枣8克（掰）。5剂，水煎服。

2010年5月18日二诊：患者喜曰：一剂痒止，二剂疹退，三剂而愈，后两剂未服。

按语：患者皮肤奇痒，色红，脉象皆浮，可辨其邪毒仍在肌表。在治疗上遵循"其在表者汗而发之"的原则，使得客于肌表之邪随汗而解。顾植山在用药上选择了葛根汤，该方由桂枝汤加葛根、麻黄组成，以葛根为君。《神农本草经》记载："葛根，味甘、平。主消渴，身大热、呕吐，诸痹，起阴气，解诸毒……"桂枝汤中加麻黄，发汗解表；配芍药敛阴和营之中勿使过汗。全方共奏解肌，宣散，和营，祛毒之效。《桂亭医事小言》曰："凡人身疮疖痤痱……一旦欲达肌表，当以葛根汤为佳。"信也。

顾植山表里双解法辨治荨麻疹

黄某，女，27岁，2008年7月17日初诊。患者躯干、四肢出现红色风团半月余。刻下症见：风团色红，痒，口干饮多，大便秘结，舌红苔黄厚，脉数。方用防风通圣散加减：西防风10克，制大黄10克（后下），玄明粉5克（冲服），荆芥穗10克，净麻黄6克（先煎去沫），炒栀子10克，杭白芍15

克，连翘壳 10 克，炒黄芩 10 克，生石膏 15 克（先煎），粉甘草 6 克，玉桔梗 6 克，炒当归 10 克，大川芎 10 克，飞滑石 15 克（包煎），生白术 15 克，薄荷叶 5 克（后下），白蒺藜 15 克。7 剂，水煎服。

2008 年 7 月 24 日二诊：风团痒明显减轻，口干好转，大便正常，舌苔黄厚减退。内热正退，效不更方，去玄明粉，改制大黄为 6 克，不后下，再进 7 剂。随访余症皆除。

按语：患者口干饮多，大便秘结，舌红苔黄厚，脉数可辨其邪毒已入里化热了，治疗应表里兼顾。方用防风通圣散加白蒺藜。防风通圣散首载于刘河间的《宣明论方》，为外感风邪，内有蕴热，表里俱热而设，是治疗皮肤类疾病的常用方剂。方中麻黄、连翘、薄荷、防风、荆芥解表祛风；栀子、石膏、黄芩、滑石、桔梗泄三焦火邪；大黄、芒硝使热从大便去；当归、川芎、白术扶正祛邪。加一味白蒺藜是为了加强祛风止痒之效。

2.水疱 指皮肤上出现成簇或散在性小水疱的症状。可有白㾦、水痘、热气疮、湿疹等。

（1）白㾦：又称白疹。指皮肤出现的一种白色小疱疹。其特点是晶莹如粟，高出皮肤，根部肤色不变，内含浆液，擦破流水，多发于颈胸部，四肢偶见，面部不发，消失时有皮屑脱落。多因外感湿热之邪，郁于肌表，汗出不彻，蕴酿而发，乃湿温患者湿热之邪透泄外达之机。白㾦晶莹饱满，颗粒清楚者，称为晶㾦，说明津气尚充足；白㾦色枯而白，干瘪无浆者，称为枯㾦，说明津气已亏竭。一般白㾦透发后热退神清者，是正能胜邪，湿热外达之顺证；若透发后身热不退，反见神昏者，为正不胜邪，邪毒内陷之逆证。

（2）水痘：指小儿皮肤出现粉红色斑丘疹，很快变成椭圆形的小水疱。其特点是顶满无脐、晶莹明亮、浆液稀薄、皮薄易破、大小不等，分批出现，常兼有轻度恶寒发热表现。因外感时邪，内蕴湿热所致，属儿科常见传染病（图3-37）。

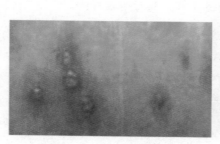
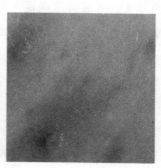

图3-37 水痘

（3）湿疹：指周身皮肤出现红斑，迅速形成丘疹、水疱，破后渗液，出现红色湿润之糜烂面者。多因湿热蕴结，复感风邪，郁于肌肤而发（图3-38）。

图3-38 湿疹

3. 疮疡

指发于皮肉筋骨之间的疮疡类疾患。主要有痈、疽、疔、疖等。

（1）痈：指患部红肿高大，根盘紧束，焮热疼痛，并能形成脓疡的疾病（图3–39）。具有未脓易消，已脓易溃，疮口易敛的特点。属阳证，多为湿热火毒蕴结，气血壅滞所致。

（2）疽：指患部漫肿无头，皮色不变，疼痛不已的疾病（图3–40）。具有难消、难溃、难敛，溃后易伤筋骨的特点。一般指无头疽，属阴证，多为气血亏虚，阴寒凝滞而发。

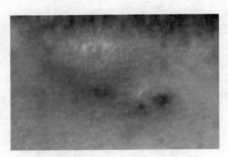

图3–39　痈

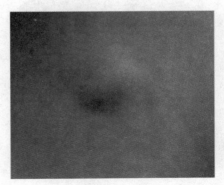

图3–40　疽

（3）疔：指患部形小如粟，根深如钉，漫肿灼热，麻木疼痛的疾病（图3-41）。多发于颜面和手足。因竹木刺伤，或感受疫毒、疠毒、火毒等邪所致。

（4）疖：指患部形小而圆，红肿热痛不甚，根浅、脓出即愈的疾病（图3-42）。因外感火热毒邪或湿热蕴结所致。

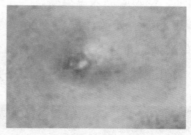

图3-41　疔

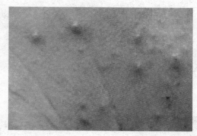

图3-42　疖

第四章　望排出物

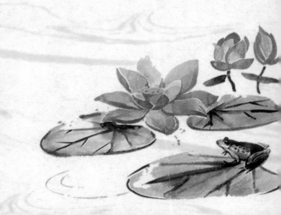

望排出物是观察患者的分泌物、排泄物和某些排出体外的病理产物的形、色、质、量的变化以诊断病情的方法。

分泌物主要是指人体官窍所分泌的液体，它具有濡润官窍等作用，如泪、涕、唾、涎等，其色、质、量的情况与脏腑的功能密切相关，当脏腑有病时，可引起其发生异常改变。排泄物是人体排出的代谢废物，如大便、小便等，当脏腑有病时，也可发生相应的形、色、质、量的异常改变。此外，人体有病时所产生的某些病理产物，如痰液、呕吐物等也属排出物范畴，其色质量也与病情密切相关。

望排出物变化的总规律：凡色白、质稀者，多属虚证、寒证；凡色黄、质稠者，多属实证、热证。

一、望痰涕

（一）望痰

痰是由肺和气道排出的病理性黏液。观察痰的色、质、量，可以判断脏腑的病变和病邪的性质。

痰白清稀者，多属寒痰，因寒邪阻肺，津凝不化，聚而为痰，或脾阳不足，湿聚为痰，上犯于肺所致。痰黄稠有块者，多属热痰，因邪热犯肺，煎津为痰，痰聚于肺所致。痰少而黏，难于咯出者，多属燥痰，因燥邪犯肺，耗伤肺津，或肺阴虚津亏，清肃失职所致。痰白滑量多，易于咯出者，多属湿痰，因脾失健运，水湿内停，湿聚为痰，上犯于肺所致。痰中带血，色鲜红者，称为咯血，常见于肺痨、肺络张、肺癌等患者，多因肺阴亏虚和肝火犯肺，火热灼伤肺络，或痰热、邪毒壅肺，肺络受损所致。咯吐脓血痰，气腥臭者，为肺痈，是热毒蕴肺，化腐成脓所致。

（二）望涕

涕是鼻腔分泌的黏液，涕为肺之液。流涕多因六淫侵袭，肺失宣肃，或热邪熏蒸，气血腐败成涕，或气虚阳亏，津液失固所致。可见于多种鼻腔、鼻窦疾病。

新病鼻塞流清涕，是外感风寒。鼻流浊涕，是外感风热。阵发性清涕量多如注，伴喷嚏频作者，多属鼻鼽，是风寒束于肺卫所致。久流浊涕，质稠、量多、气腥臭者，多为鼻渊，是湿热蕴阻所致。

二、望涎唾

（一）望涎

涎是从口腔流出的清稀黏液。涎为脾之液，由口腔分泌，具有濡润口腔、协助进食和促进消化的作用。望涎主要用来诊察脾与胃的病变。

口流清涎量多者，多属脾胃虚寒，因脾胃阳虚、气不化津所致。口中时吐黏涎者，多属脾胃湿热，为湿热困阻中焦，脾失运化，湿浊上泛所致。小儿口角流涎，涎渍颐下，病名曰滞颐，多由脾虚不能摄津所致，亦可见于胃热虫积。睡中流涎者，多为胃中有热或宿食内停、痰热内蕴。

（二）望唾

唾是从口腔吐出的稠滞泡沫状黏液。唾为肾之液，然亦关乎胃。胃中虚冷，肾阳不足，水液失其温运，气化失司，则水邪上泛，可见时吐唾沫。胃有宿食或湿邪留滞，唾液随胃气上逆而溢于口，故见多唾。

三、望呕吐物

呕吐物是指胃气上逆，由口吐出的胃内容物，外感内伤皆可引起。

呕吐物清稀无酸臭味，或呕吐清水痰涎，多因胃阳不足，腐熟无力，或寒邪犯胃，损伤胃阳，导致水饮内停于胃，胃失和降所致。呕吐物秽浊有酸臭味，多因邪热犯胃，胃失和降，邪热蒸腐胃中饮食，则吐物酸臭。呕吐黄绿苦水，多属肝胆郁热或湿热。吐不消化、味酸腐的食物，多属伤食，因暴饮暴食，损伤脾胃，食积不化，胃气上逆，推邪外出所致。吐血色暗红或紫暗有块，夹有食物残渣者，属胃有积热，或肝火犯胃，或胃腑血瘀所致。

四、望二便

（一）望大便

正常的大便色黄，呈软圆柱状或条状。

大便清稀水样，多为外感寒湿，或饮食生冷，脾失健运，清浊不分所致。大便黄褐如糜而臭，多为湿热或暑湿伤及胃肠，大肠传导失常所致。大便夹有黏冻、脓血，多见于痢疾和肠癌等病，为湿热邪毒蕴结大肠，肠络受损所致。大便灰白呈陶土色，多见于黄疸。大便燥结，干如羊屎，排出困难，多因热盛伤津，阴血亏虚，肠失濡润，传化不行所致。

（二）望小便

正常的小便色淡黄，清净而不混浊。冬天汗少尿多，其色较清；夏日汗多尿少，其色较黄。

小便清长，多见于虚寒证的患者。因阳虚不能蒸化津气，水津下趋膀胱，故小便清长量多。小便短黄，见于患者多属实热证。因热盛伤津，或汗、吐、下、利，伤津所致。尿中带血，多因结石损伤血络，或湿热蕴结膀胱，或阴虚火旺、疫毒或药毒伤肾，或脾肾不固所致，可见于石淋、热淋、肾癌、膀胱癌，某些血液病、传染病等。小便混浊如米泔水，或滑腻如脂膏，称为尿浊，多因脾肾亏虚，清浊不分，或湿热下注，气化不利，不能制约脂液下流所致。尿中有砂石，见于石淋患者，因湿热蕴结下焦，煎熬尿浊杂质，久而结为砂石。

第五章　望小儿指纹

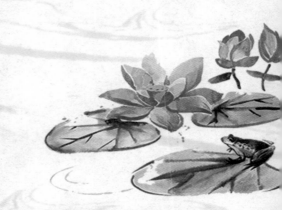

　　小儿指纹是指 3 岁以内小儿两手食指掌侧前缘部的浅表络脉。望小儿指纹是观察 3 岁以内小儿指纹的形色变化以诊察病情的方法。

　　小儿指纹诊法始见于唐·王超《水镜图诀》，是由《灵枢·经脉》"诊鱼际络脉法"发展而来。后世医家如宋·钱乙的《小儿药证直诀》、清·陈复正的《幼幼集成》、林之翰的《四诊抉微》、汪宏的《望诊遵经》等，都对此法有详细的论述和发挥，使之广泛应用于儿科临床，对诊断小儿疾病具有重要的意义。

　　因食指掌侧前缘络脉为寸口脉的分支（其支从腕出别上，循次指内廉，出其端），与寸口脉同属手太阴肺经，其形色变化，在一定程度上可以反映寸口脉的变化，故望小儿指纹与诊寸口脉意义相同，可以诊察体内的病变。加之 3 岁以内的小儿寸口脉位短小，医者切脉时只能"一指定三关"，诊脉时小儿又常哭闹，气血先乱，使脉象失真。而小儿皮肤较薄嫩，食指络脉易于观察，故常以望指纹辅助脉诊。

　　诊察小儿指纹时，令家长抱小儿面向光亮，医生用左手拇指和食指握住小儿食指末端，再以右手拇指的侧缘蘸少许清水后在小儿食指掌侧前缘从指尖向指根部推擦几次，用力要适中，使指纹显露，便于观察。

一、正常小儿指纹

l.指纹特点　在食指掌侧前缘，隐隐显露于掌指横纹附近，纹色浅红略紫，呈单支且粗细适中。

2. 影响因素　小儿指纹亦受多种因素的影响。如：年幼儿络脉显露而较长；年长儿络脉不显而略短。皮肤薄嫩者，指纹较显而易见；皮肤较厚者，络脉常模糊不显。肥胖儿络脉较深而不显；体瘦儿络脉较浅而易显。天热脉络扩张，指纹增粗变长；天冷脉络收缩，指纹变细缩短。因此，望小儿指纹也要排除相关影响，才能作出正确诊断。

二、病理小儿指纹

对小儿病理指纹的观察，应注意其纹位、纹态、纹色、纹形四方面的变化，其要点：三关测轻重，浮沉分表里，红紫辨寒热，淡滞定虚实。

1. 三关测轻重　小儿食指按指节分为三关：食指第一节（掌指横纹至第二节横纹之间）为风关，第二节（第二节横纹至第三节横纹之间）为气关，第三节（第三节横纹至指端）为命关。根据络脉在食指三关出现的部位，可以测定邪气的浅深、病情的轻重。

指纹显于风关，是邪气入络，邪浅病轻，可见于外感初起。指纹达于气关，是邪气入经，邪深病重。指纹达于命关，是邪入脏腑，病情严重。指纹直达指端（称透关射甲）提示病情凶险，预后不良。

据现代研究，心气心阳虚衰和肺热病患儿，大多数指纹向命关伸延，这是由于静脉压升高所致。因指纹充盈度与静脉压有关，静脉压愈高，指纹充盈度就愈大，也就愈向指尖方向发展。

2.浮沉分表里　指纹浮而显露，为病邪在表，见于外感表证。因外邪袭表，正气抗争，鼓舞气血趋向于表，故指纹浮显。指纹沉隐不显，为病邪在里，见于内伤里证。因邪气内困，阻滞气血难于外达，故指纹沉隐。

3.红紫辨寒热　指纹的颜色变化，主要有红、紫、青、黑、白等。指纹偏红，属外感表证、寒证，因邪正相争，气血趋向于表，指纹浮显，故纹色偏红。指纹紫红，属里热证，因里热炽盛，脉络扩张，气血壅滞，故见紫红。指纹青色，主疼痛、惊风，因痛则不通，或肝风内动，使脉络郁滞，气血不通，故纹色变青紫。指纹淡白，属脾虚、疳积，因脾胃气虚，生化不足，气血不能充养脉络，故纹色淡白。指纹紫黑，为血络郁闭，病属重危，因邪气亢盛，心肺气衰，脉络瘀阻，故见紫黑。故《四诊抉微》说："紫热红伤寒，青惊白主疳。"

4.淡滞定虚实　指纹浅淡而纤细者，多属虚证，因气血不足，脉络不充所致。血虚患儿由于红细胞及血红蛋白减少，指纹变淡。指纹浓滞而增粗者，多属实证。因邪正相争，气血壅滞所致。指纹诊法得出的结果虽是辅助判断健康和诊病的依据，但中医强调四诊合参，临床还需结合小儿其他症状，望舌、望咽喉、听声音等，以及用正规的医疗检测手段，进行全面分析。当指纹与病症不符，或病情轻而指纹变化不明显时，应以病证为主，舍去指纹。只有综合考虑，辨证论治，才能收到疗效。

第六章　望　舌

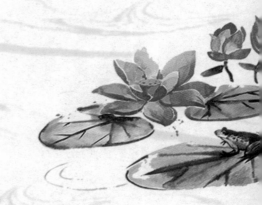

一、中医舌诊的发展

舌诊，又称望舌，是望诊的主要内容之一，通过对舌苔、舌质的观察，从而了解病变的所在，据此辨证论治。它是随着祖国医学的发展而逐步形成的一种独特的诊断方法，是中医诊断学的重要组成部分，也是中医诊断疾病的重要依据之一。几千年来，舌诊已成为祖国医学的特色之一，成为中医临证的常规检查。

早在我国殷代的甲骨文中，已有"贞疾舌"的记载，其中就含有诊断病舌的意思，是最早的舌诊资料。公元前成书的《内经》中便有了察舌辨证和治疗的记载 60 多条，《素问·刺热篇》中精准地论述了舌的解剖、生理、病理的基本情况。《难经》中也有一些舌诊记载。到了汉唐时代，张仲景创造了"舌苔"一词，并确立舌诊作为辨证论治的依据。《伤寒论》230 条说："阳明病，胁下硬满，不大便而呕，舌上白苔者，可与小柴胡汤。"221 条说："阳明病……心中懊侬，舌上苔者，栀子豉汤主之。"130 条说："脏结无阳证……舌上苔滑者，不可攻也。"张仲景六经辨证中有四经涉及舌诊的内容，同时留意到舌色的变化。以后《诸病源候论》《中藏经》《备急千金要方》《外台秘要》等书也提到一些舌诊的内容。经过历代对舌诊的发展，明代王肯堂在临床实践中对舌与脏腑经络密切联系认识的基础上，首先提出了脏腑在舌面上还有各自的分属区域，他在《医镜·论口舌证》中说："凡病候见于舌……舌尖主心，舌中主脾胃，舌边主肝胆，舌根主肾。"而我国最早的一本专门谈论舌诊的著作则要算《金镜录》，此舌诊专著集众人之所长，论及辨伤寒舌诊十二首，并附有舌象图十二幅，为论舌的第一部专著。受到了医学界的普遍重视，而此后舌诊也成了中医诊断学的最主要手段之一。这也是世界上最早的舌诊专书。可惜此书今已失传。

元至正元年（1341年），医家杜清碧在《金镜录》的基础上，又增补了24幅舌象图，合成36图，并列载方治于图下，撰成《敖氏伤寒金镜录》流传至今，为现存最早的验舌专著。在36幅舌象图当中，有24图专论舌苔，4图专论舌质，8图兼论舌苔与舌质。书中指出，舌色有淡红、红、青三种，苔色有白、黄、灰、黑四种，舌面则又有红刺、裂纹等变化，舌质的变化则有干、滑、涩、刺等，这些内容已基本包括各种主要的病理变化。每幅舌象图之下都配有文字说明，结合脉象分辨寒热虚实、内伤外感，并载有证治方药，还指出病情的轻重缓急和预后情况，不少经验至今仍具有相当的临床意义。历代医家对该书都有着很高的评价，明代薛己就说："《敖氏金镜录》一篇，专以舌色视病。既图甚状，复著其情，而后别其方药，开卷昭然，一览俱在。虽不期乎仲景之书，而悉合乎仲景之道，可谓深而通，约而要者矣。"

至明清时期，舌诊得到了广泛的应用，尤其是到了十六世纪之后，随着温病学派的兴起，由于验舌辨齿在温病辨治中具有非常重要的意义，而受到了普遍重视，于是舌诊在外感热病辨证中得到了突飞猛进的发展，也出现了众多的舌诊专著，如申斗垣的《伤寒观舌心法》，书中将舌诊图谱增加到137幅；张登的《伤寒舌鉴》，又将舌诊图谱改为120幅。傅松元的

《舌胎统志》、梁玉瑜的《舌鉴辨证》等也均有增补。《察舌辨证新法》（1911年）主要论述白、黄、黑三种舌苔的诊断法，诊断与治法并提，颇能指导临床。曹炳章著《彩辨舌指南》，附彩图一百二十二舌，墨图六舌，能初步以现代医学的解剖、组织、生理学来阐明祖国医学的舌诊原理，并把历代医家论舌之精华汇集一书，为近代研究舌诊之最重要参考书。杨云峰著《临证验舌法》主要以舌苔的形色来分析病情的虚、实、阴、阳和测定内脏的病变，内容简要，并密切结合临床。

此外，还有许多医籍虽非论舌专书，但也有不少关于舌诊的独特见解和宝贵经验，如林之翰的《四诊抉微》、叶天士的《外感温热篇》、吴坤安的《伤寒指掌》、汪宏的《望诊遵经》、周学海的《形色外诊简摩》等，尤其是叶天士对于温热病之验舌辨证有较多的经验和体会，成为温病诊断上的重要依据。

解放以后，诸多专家学者对舌诊进行了一系列的研究工作，取得了一定成绩。有关舌诊的专书，如有北京中医学院编著的《中医舌诊》及《舌苔图谱》，陈泽霖和陈梅芳著《舌诊研究》。特别是《舌诊研究》，博采祖国医学和现代医学有关舌诊的科研成果，使之有机地结合，是一部较为理想的参考书。

二、舌诊方法

望舌是通过观察舌象进行诊断的一种望诊方法。舌象是由舌质和舌苔两部分的色泽形态所构成的形象。所以望舌主要是望舌质和舌苔。舌质又称舌体，包括舌的肌肉和脉络等组织，望舌质又分为望神、色、形、态四方面。舌苔是舌体上附着的一层苔状物，望舌苔可分望苔色、望苔质两方面。

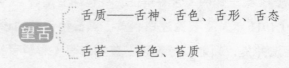

望舌 { 舌质——舌神、舌色、舌形、舌态

舌苔——苔色、苔质 }

正常舌象，简称"淡红舌、薄白苔"。具体说，其舌体柔软，运动灵活自如，颜色淡红而红活鲜明；其胖瘦老嫩大小适中，无异常形态；舌苔薄白润泽，颗粒均匀，薄薄地铺于舌面，揩之不去，其下有根与舌质如同一体，干湿适中，不黏不腻。总之，将舌质、舌苔各基本因素的正常表现综合起来，便是正常舌象（图6-1）。

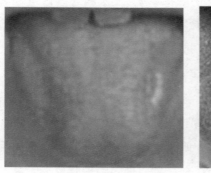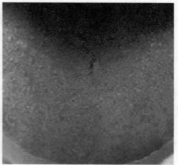

图6-1　正常舌象

三、望舌质

1. 舌神

舌神主要表现在舌质的荣润和灵动方面。察舌神之法，关键在于辨荣枯。荣者，荣润而有光彩，表现为舌的运动灵活，舌色红润，鲜明光泽、富有生气，是谓有神，虽病亦属善候

（图6-2）。枯者，枯晦而无光彩，表现为舌的运动不灵，舌质
干枯，晦暗无光，是谓无神，属凶险恶候（图6-3）。可见舌
神之有无，反映了脏腑、气血、津液之盛衰，关系到疾病预后
的吉凶。

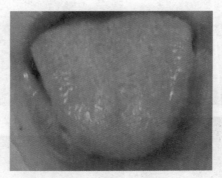

图6-2　荣舌

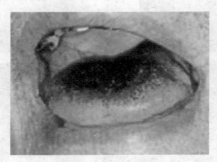

图6-3　枯舌

2. 舌色

色，即舌质的颜色。一般可分为淡白、淡红、红、绛、
紫、青几种。除淡红色为正常舌色外，其余都是主病之色。

（1）淡红舌：舌色白里透红，不深不浅，淡红适中，此乃

气血上荣之表现，说明心气充足，阳气布化，故为正常舌色
（图 6-4）。

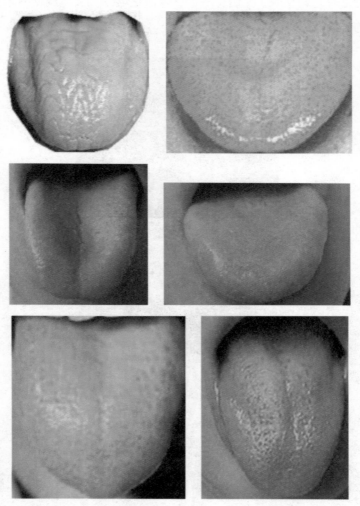

图 6-4　淡红舌

（2）淡白舌：舌色较淡红舌浅淡，甚至全无血色，称为淡白舌（图6-5）。由于阳虚化生阴血的功能减退，推动血液运行之力亦减弱，以致血液不能营运于舌中，故舌色浅淡而白，所以此舌主虚寒或气血双亏。

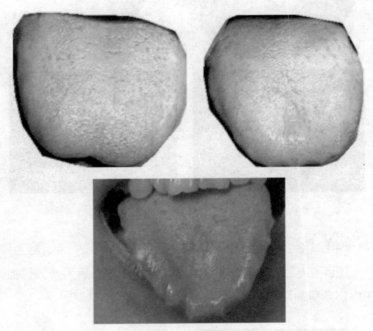

图6-5 淡白舌

（3）红舌：舌色鲜红，较淡红舌为深，称为红舌（图6-6）。因热盛致气血沸涌，舌体脉络充盈，舌色鲜红，故主热证。可见于实证或虚热证。

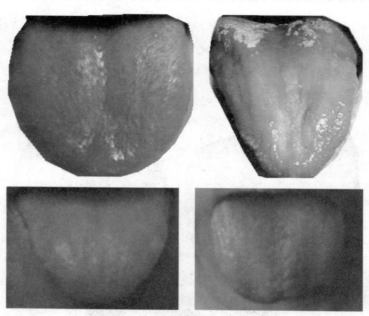

图 6-6　红舌

（4）绛舌：绛为深红色，较红舌颜色更深浓之舌，称为绛舌（图 6-7）。主病有外感与内伤之分，在外感病为热入营血，在内伤杂病为阴虚火旺。

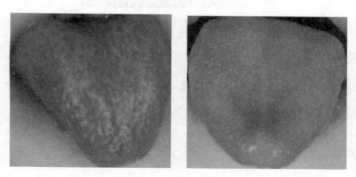

图 6-7　绛舌（1）

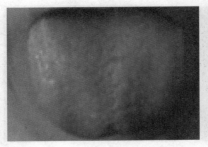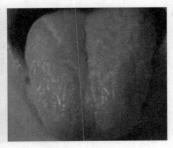

图 6-7　绛舌（2）

（5）紫舌：紫舌由血液运行不畅，瘀滞所致。故紫舌主病，不外寒热之分。热盛伤津，气血壅滞，多表现为绛紫而干枯少津；若寒凝血瘀或阳虚生寒，则舌淡紫或青紫湿润。

（6）青舌：舌色如皮肤暴露之青筋，全无红色，称为青舌，古书形容如水牛之舌。由于阴寒邪盛，阳气郁而不宣，血液凝而瘀滞，故舌色发青，主寒凝阳郁或阳虚寒凝或内有瘀血（图 6-8）。

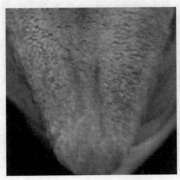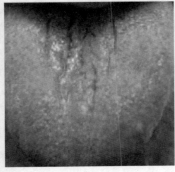

图 6-8　青紫舌（1）

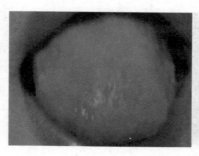
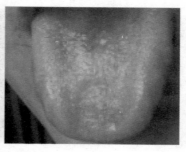

图 6-8　青紫舌（2）

3. 舌形　指舌体的形状，包括老嫩、胖瘦、胀瘪、裂纹、芒刺、齿痕等异常变化。

（1）苍老舌：舌质纹理粗糙，形色坚敛，谓苍老舌。不论舌色苔色如何，舌质苍老者都属实证（图 6-9）。

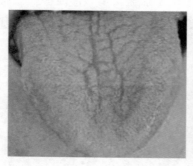
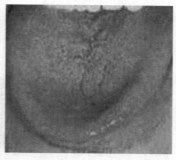

图 6-9　苍老舌

（2）娇嫩舌：舌质纹理细腻，其色娇嫩，其形多浮胖，称为娇嫩舌，多主虚证（图 6-10）。

（3）胖大舌：分胖大和肿胀。舌体较正常舌大，甚至伸舌满口，或有齿痕，称胖大舌（图 6-11）。舌体肿大，胀塞满口，不能缩回闭口，称肿胀舌（图6-12）。胖大舌多因水饮痰湿阻滞所致。肿胀舌多因热毒、酒毒致气血上壅，致舌体肿胀，多主热证或中毒病症。

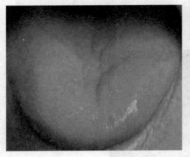 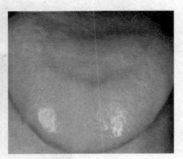

图6-10　娇嫩舌

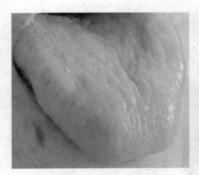 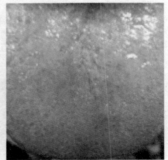

图6-11　胖大舌　　　　图6-12　肿胀舌

　　（4）齿痕舌：舌体边缘有牙齿压印的痕迹，故称齿痕舌（图6-13）。其成因多由脾虚不能化水湿，以致湿阻于舌而致舌体胖大，受齿列挤压而形成齿痕。所以齿痕常与胖嫩舌同见，主脾虚或湿盛。

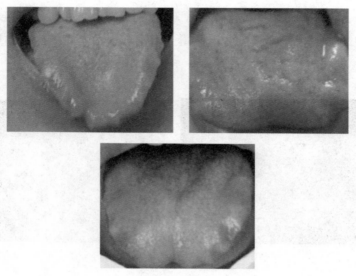

图 6-13　齿痕舌

（5）瘦薄舌：舌体瘦小枯薄者，称为瘦薄舌（图 6-14）。由气血阴液不足，不能充盈舌体所致，主气血两虚或阴虚火旺。

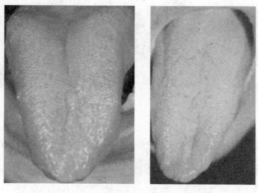

图 6-14　瘦薄舌

（6）芒刺舌：舌面上有软刺（即舌乳头）是正常状态，若舌面软刺增大，高起如刺，摸之刺手，则称为芒刺舌（图6-15），多因邪热亢盛所致。芒刺越多，邪热愈甚。根据芒刺出现的部位，可分辨热在哪个内脏，如舌尖有芒刺，多为心火亢盛；舌边有芒刺，多属肝胆火盛；舌中有芒刺，主胃肠热盛。

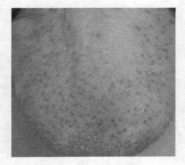

图 6-15　点刺舌

（7）裂纹舌：舌面上有裂沟，而裂沟中无舌苔覆盖者，称裂纹舌（图6-16）。多因精血亏损，津液耗伤，舌体失养所致。此外，健康人中大约有0.5%的人在舌面上有纵横向深沟，称先天性舌裂，其裂纹中多有舌苔覆盖，身体无其他不适，与裂纹舌不同。

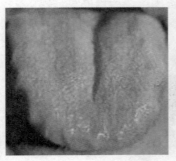
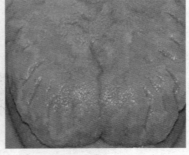

图 6-16　裂纹舌

4. 舌态

指舌体运动时的状态。正常舌态是舌体活动灵敏，伸缩自如，病理舌态有强硬、痿软、舌纵、短缩、麻痹、颤动、喝斜、吐弄等。

（1）强硬：舌体板硬强直，运动不灵，以致语言謇涩不清，称为强硬舌。多因热扰心神，舌无所主或高热伤阴，筋脉失养或痰阻舌络所致。多见于热入心包，高热伤津，痰浊内阻、中风或中风先兆等。

（2）痿软：舌体软弱，无力屈伸，痿废不灵，称为痿软舌。多因气血虚极，阴液失养筋脉所致。可见于气血俱虚，热灼津伤，阴亏已极等证。

（3）舌纵：舌伸出口外，内收困难，或不能回缩，称为舌纵。总由舌之肌肉经筋舒纵所致。可见于实热内盛，痰火扰心及气虚证。

（4）短缩：舌体紧缩而不能伸长，称为短缩舌（图6-17）。可因寒凝筋脉，舌体收引挛缩；痰湿内阻，引动肝风，风邪夹痰，梗阻舌根；热盛伤津，筋脉拘挛；气血俱虚，舌体失于濡养温煦所致。无论因虚因实，皆属危重证候。

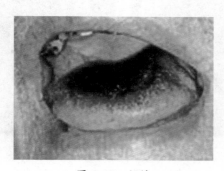

图 6-17　短缩

（5）麻痹：舌有麻木感而运动不灵为舌麻痹，多因营血不能上营于舌而致。若无故舌麻，时作时止，是心血虚；若舌麻而时发颤动，或有中风症状，是肝风内动之候。

（6）颤动：舌体震颤抖动，不能自主，称为颤动舌。多因气血两虚，筋脉失养或热极伤津而生风所致。可见于血虚生风及热极生风等证。

（7）㖞斜：伸舌偏斜一侧，舌体不正，称为㖞斜舌（图6-18）。多因风邪中络，或风痰阻络所致，也有风中脏腑者，但总因一侧经络、经筋受阻，病侧舌肌弛缓，故向健侧偏斜。多见于中风证或中风先兆。

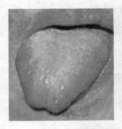
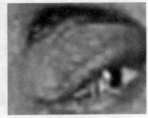
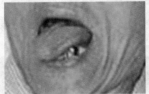

图 6-18　㖞斜舌

（8）吐弄：舌常伸出口外者为"吐舌"；舌不停舔上下左右口唇，或舌微伸出口外，立即收回，皆称为"弄舌"。二者合称为吐弄舌，皆因心、脾二经有热，灼伤津液，以致筋脉紧缩频频动摇。弄舌常见于小儿智能发育不全。

四、望舌苔

正常的舌苔是由胃气上蒸所生，故胃气的盛衰，可从舌苔的变化上反映出来。病理舌苔的形成，一是胃气夹饮食积滞之浊气上升而生；一是邪气上升而形成。望舌苔，应注意苔质和苔色两方面的变化。

1. 苔质

苔质指舌苔的形质。包括舌苔的厚薄、润燥、糙黏、腐腻、剥落、有根无根等变化。

（1）厚薄：厚薄以"见底"和"不见底"为标准。凡透过舌苔隐约可见舌质的为见底，即薄苔（图6-19）。薄苔由胃气所生，属正常舌苔，若有病见之，多为疾病初起或病邪在表，病情较轻。不能透过舌苔见到舌质的为不见底，即是厚苔（图6-20），多为病邪入里，或胃肠积滞，病情较重。舌苔由薄而增厚，多为正不胜邪，病邪由表传里，病情由轻转重，为病势发展的表现；舌苔由厚变薄，多为正气来复，内郁之邪得以消散外达，病情由重转轻，病势退却的表现。

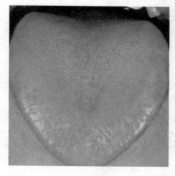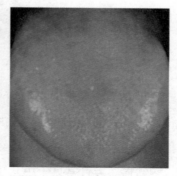

图6-19　薄苔

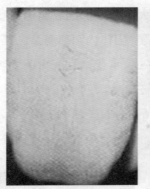
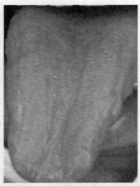

图 6-20 厚苔

（2）润燥：舌面润泽，干湿适中，是润苔，表示津液未伤（图 6-21）。若水液过多，扪之湿而滑利，甚至伸舌涎流欲滴，为滑苔，是有湿有寒的反映，多见于阳虚而痰饮水湿内停之证。若望之干枯，扪之无津，为燥苔（图 6-22），是由津液不能上承所致，多见于热盛伤津、阴液不足、阳虚水不化津、燥气伤肺等证。舌苔由润变燥，多为燥邪伤津或热甚耗津，表示病情加重；舌苔由燥变润，多为燥热渐退，津液渐复，说明病情好转。

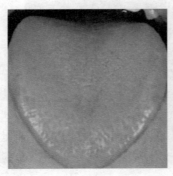
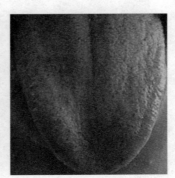

图 6-21 润苔　　　　　图 6-22 燥苔

（3）腐腻：苔厚而颗粒粗大疏松，形如豆腐渣堆积舌面，揩之可去，称为腐苔（图6-23）。因体内阳热有余，蒸腾胃中腐浊之气上泛而成，常见于痰浊、食积，且有胃肠郁热之证。若苔质颗粒细腻致密，揩之不去，刮之不脱，上面罩一层不同腻状黏液，则称为腻苔（图6-24），多因脾失健运，湿浊内盛，阳气被阴邪所抑制而造成，多见于痰饮、湿浊内停等证。

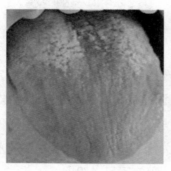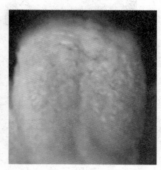

图6-23　腐苔

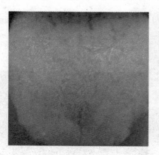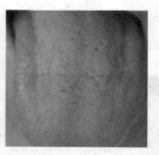

图6-24　腻苔

（4）剥落：患者舌本有苔，忽然全部或部分剥脱，剥处见底，称剥落苔。若全部剥脱，不生新苔，光洁如镜，称镜面舌、光滑舌（图 6-25），是由于胃阴枯竭，胃气大伤，毫无生发之气所致。无论何色，皆属胃气将绝之危候。若舌苔剥脱不全，剥处光滑，余处有斑驳的残存舌苔，则称花剥苔（图6-26），是胃之气阴两伤所致。舌苔从有到无，是胃的气阴不足，正气渐衰的表现；但舌苔剥落之后，复生薄白之苔，乃邪去正胜，胃气渐复之佳兆。值得注意的是，无论舌苔的增长或消退，都以逐渐转变为佳，倘使舌苔骤长骤退，多为病情暴变征象。

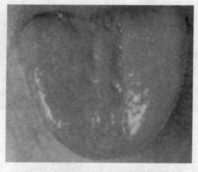

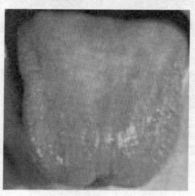

图 6-25　镜面舌

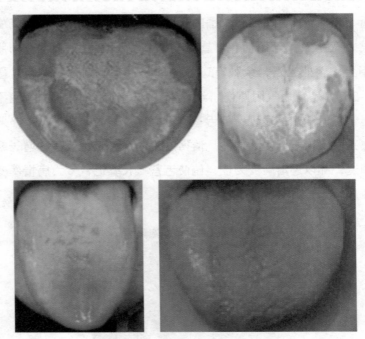

图 6-26　花剥苔

（5）有根苔与无根苔：无论苔之厚薄，若紧贴舌面，似从舌里生出者是为有根苔，又叫真苔；若苔不着实，似浮涂舌上，刮之即去，非如舌上生出者，称为无根苔，又叫假苔。有根苔表示病邪虽盛，但胃气未衰；无根苔表示胃气已衰。

总之，观察舌苔的厚薄可知病的深浅；观察舌苔的润燥，可知津液的盈亏；观察舌苔的腐腻，可知湿浊等情况；观察舌苔的剥落和有根、无根，可知气阴的盛衰及病情的发展趋势等。

2.苔色

苔色，即舌苔之颜色。一般分为白、黄、灰、黑四类及兼色变化，由于苔色与病邪性质有关，所以观察苔色可以了解疾病的性质。

（1）白苔：一般常见于表证、寒证（图6-27）。由于外感邪气尚未传里，舌苔往往无明显变化，仍为正常之薄白苔。若舌淡苔白而湿润，常是里寒证或寒湿证。但在特殊情况下，白苔也主热证。如舌上满布白苔，如白粉堆积，扪之不燥，为"积粉苔"，是由外感秽浊不正之气，毒热内盛所致，常见于温疫或内痈。再如苔白燥裂如石，扪之粗糙，称"糙裂苔"，皆因湿病化热迅速，内热暴起，津液暴伤，苔尚未转黄而里热已炽，常见于温病或误服温补之药。

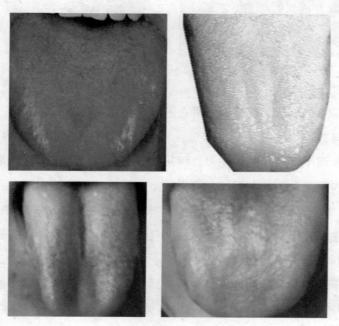

图6-27　白苔

（2）黄苔：一般主里证、热证（图6-28）。由于热邪熏灼，所以苔为黄色。淡黄则热轻，深黄则热重，焦黄则热结。外感病，苔由白转黄，为表邪入里化热的征象。若苔薄淡黄，则为外感风热表证或风寒化热。若舌淡胖嫩，苔黄滑润者，多是阳虚水湿不化。

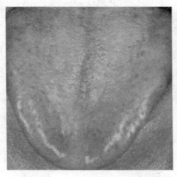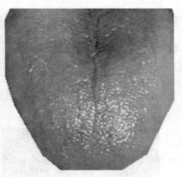

图6-28　黄苔

（3）灰苔：灰苔即浅黑色苔。常由白苔晦暗转化而来，也可与黄苔同时并见，主里证，常见于里热证，也见于寒湿证。苔灰而干，多属热炽伤津，可见于外感热病或阴虚火旺，常见于内伤染病。苔灰而润，可见于痰饮内停或为寒湿内阻。

（4）黑苔：黑苔多由焦黄苔或灰苔发展而来，一般来讲，所主病证无论寒热，多属危重（图6-29）。苔色越黑，病情越重。如苔黑而燥裂，甚则生芒刺，为热极津枯；苔黑而燥，一见于舌中者，是肠燥屎结或胃将败坏之兆；见于舌根部，是下焦热甚；见于舌尖者，是心火自焚；苔黑而滑润，舌质淡白，为阴寒内盛，水湿不化；苔黑而黏腻，为痰湿内阻。

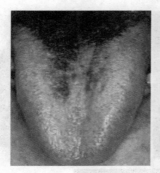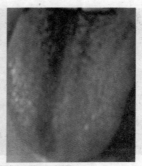

图 6-29 灰黑苔

3. 望舌下络脉

正常人舌下位于舌系带两侧各有一条纵行的大络脉，称为舌下络脉。上卷舌尖可见两根静脉行于舌底，正常人仅隐隐显于舌下（图 6-30）。望舌下洛脉主要观察其长度、形态、色泽、粗细、舌下小血络等变化。如果其直径超过 2.7 毫米，其长度超过舌尖与舌系带终点连线的五分之三即为病态（图 6-31），有时还可同时见到舌边青紫斑或众多小血管丛。这反映全身血液或某器官血液有瘀阻现象。在血液检验上常可存在红细胞压积、血黏度等指标异常。

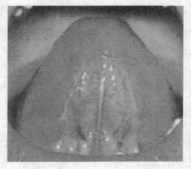

图 6-30 正常舌下络脉

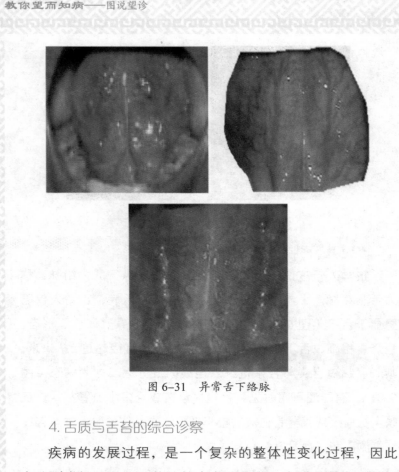

图 6-31　异常舌下络脉

4. 舌质与舌苔的综合诊察

疾病的发展过程，是一个复杂的整体性变化过程，因此在分别掌握舌质、舌苔的基本变化及其主病时，还应同时分析舌质和舌苔的相互关系。一般认为察舌质重在辨正气的虚实，当然也包括邪气的性质；而察舌苔重在辨邪气的浅深与性质，当然也包括胃气之存亡。从二者的联系而言，必须合参才能认识全面，无论二者单独变化还是同时变化，都应综合诊察。在一般情况下，舌质与舌苔的变化是一致的，其主病往往是各自主病的综合。如里实热证，多见舌红苔黄而干；

里虚寒证多舌淡苔白而润。这是学习舌诊的执简驭繁的要领，但是也有二者变化不一致的时候，故更需四诊合参，综合评判。如苔白虽主寒主湿，但若红绛舌兼白干苔，则属燥热伤津，由于燥气化火迅速，苔色尚未转黄，便已入营；再如白厚积粉苔，亦主邪热炽盛，并不主寒；灰黑苔可属热证，亦可属寒证，须结合舌质润燥来辨。有时二者主病是矛盾的，但亦需合看。如红绛色白滑腻苔，在外感属营分有热，气分有湿；在内伤则为阴虚火旺，又有痰浊食积。可见学习时可分别掌握，运用时必综合诊察。

五、望舌方法与注意事项

望舌要获得准确的结果，必须讲究方式方法，舌苔的形色变异不止有病理因素的存在，一些客观原因也可能会使舌苔发生变化。所以在进行中医舌诊的时候，患者要注意伸舌时面向亮处，将舌自然地伸向口外，舌尖略向下方，要平正而舒坦，不可卷缩或用力外伸，以免使舌质变色而影响观察。同时还要注意以下几点。

1. 伸舌姿势

望舌时要求患者把舌伸出口外，充分暴露舌体。口要尽量张开，伸舌要自然放松，毫不用力，舌面应平展舒张，舌尖自然垂向下唇。

2. 顺序

望舌应循一定顺序进行，一般先看舌苔，后看舌质，按舌尖、舌边、舌中、舌根的顺序进行。

3. 光线

望舌应以充足而柔和的自然光线为好，面向光亮处，使光线直射口内，要避开有色门窗和周围反光较强的有色物体，以免舌苔颜色产生假象。如在室外阳光下，黄苔可变浅，舌质可由暗红变浅红，其色鲜如杨梅；室内日光灯可使舌质变浅红并略带玫瑰粉色等。在夜间望舌时，应在强光下进行，否则不易分辨舌的颜色，所以一定要注意光线的明暗。

4. 饮食

饮食对舌象影响也很大，常使舌苔形、色发生变化。由于咀嚼食物反复摩擦，可使厚苔转薄；刚刚饮水，可使舌面湿润；进冷食后，可以使舌质暂时变白；进热食或辛辣食物后，可以使舌质暂时变红；食花生米可使白苔增厚腻；过量饮酒，舌色也易变化失常。此外，某些食物或药物会使舌苔染色，出现假象，称为染苔（图6-32），如食橄榄、乌梅，可使舌苔染黑；食绿色蔬菜如黄瓜、茴香等可染绿苔。这些都是因外界干扰导致的一时性虚假舌苔，与患者就诊时的病变并无直接联系，不能反映病变的本质。因此，临床遇到舌的苔质与病情不符，或舌苔突然发生变化时，应注意询问患者近期尤其是就诊前一段时间内的饮食情况，确定其是否染苔，以免误诊。

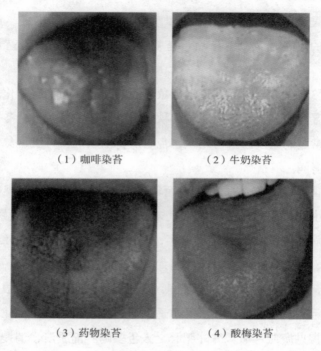

（1）咖啡染苔　　　　　（2）牛奶染苔

（3）药物染苔　　　　　（4）酸梅染苔

图 6-32　染苔

5. 其他

（1）因鼻塞不通而张口呼吸的患者，其舌面较干燥；过度用力，舌质骤红；应用肾上腺皮质激素、甲状腺激素，可使舌质较红；抗癌化疗可使舌苔少或较干燥；广谱抗生素可使舌上出现黄褐色、灰黑色舌苔；复方甘草片可将舌苔染成黑色舌苔；黄连、核黄素可将舌苔染成黄苔。

（2）刮舌与揩舌：为观察舌之润燥、苔之松腐坚敛、有根无根，常需刮舌与揩舌以利观察。如用消毒刮舌板以中度力量，由舌根向舌尖慢刮舌面，或用消毒纱布，蘸少量生理盐水以轻重适中力度揩抹舌面，以观察舌苔是否易刮揩去，露出舌质的本色，及刮、揩后舌苔复生情况，也可了解舌苔燥裂程度。

（3）季节与时间：正常舌象可随四季变换而稍有变化。夏季暑湿盛而苔易厚，易淡黄；秋季燥胜而苔多薄多干；冬季严寒舌常湿润。晨起舌苔略厚，色暗滞；活动进食可使舌象恢复红活薄润。

（4）年龄与体质：常人因年龄增长，舌象也呈现规律变化。小儿稚阴稚阳之体，形气未充，生机勃勃，舌鲜活娇嫩；而患病时则变化迅速易虚易实，易寒易热，常见剥苔、红点、厚苔，舌生白衣白膜，或白屑如末。老年人常气血偏虚，肾亏脾弱，舌多裂纹，或少苔无苔。男子气壮，血不易瘀，故若见瘀血舌黑多属危症；女子经水适来适断，舌象也相应变化，病理也常见瘀血舌黑。另外肥胖之人舌多略胖而质淡，消瘦之人舌体略瘦而偏红。

六、舌诊的临床意义

1. 判断正气的盛衰

脏腑气血之盛衰可在舌上反映出来，如舌质红润，为气血旺盛；舌质淡白，为气血虚衰；苔薄白而润，是胃气存在；舌光无苔，为胃气衰败，或胃阴大伤。

2. 分辨病位的浅深

在外感疾病中，舌苔的薄与厚常足以反映病位的浅深。如苔薄，多为疾病的初期，病位尚浅；苔厚，则为病邪渐入里，表示病位较深。一般地说，舌尖红起芒刺，多属心火亢盛；舌边红多属肝胆有热；舌中苔黄厚腻，多属脾胃湿热。如舌质绛，则为热入营血，病位更深，病情亦较严重。

3. 区别病邪的性质

不同性质的病邪，在舌象上能反映出不同的变化。如黄苔多是热，白苔多是寒，腐腻苔多属食积痰浊为病，舌质有瘀点或瘀斑者，则是瘀血的表现。

4. 推断病势的进退

由于舌苔的变化，反映着正邪的消长与病位的浅深，所以察舌苔可以推断病势的进退。这在急性热病中尤有其特殊的意义，如舌苔由白转黄，变黑，多是病邪由表入里，由轻变重，由寒化热；舌苔由润转燥，多是热盛而津液渐伤；若舌苔由燥转润，由厚变薄，往往为津液复生，病邪渐退的表现。

5. 估计病情的预后

通过舌质与舌苔的望诊还可推断病情的预后。如舌苔厚而退，且复生新白薄苔，是邪去正复，预后良好；患者本有厚苔，突然苔退，且舌光而燥，复不生苔，多为胃气渐绝，预后不良。如舌象似去膜猪腰，或舌如镜面，舌糙刺如砂皮而干枯燥裂等现象，均属危候。正如《形色外诊简摩》说："舌苔无论何色，皆属易治，舌质既变，即当察其色之死活。活者，细察底里，隐隐犹见红活，此不过血气之有阻滞，非脏之败坏也。死者，底里全变，干晦枯萎毫无生气，是脏气不至矣，所谓真脏之色也。故治病，必察舌苔，而察病之吉凶则关乎舌质也。"说明望舌质对于诊察脏腑精气盛衰存亡，判断疾病预后转归，具有重要意义。

但也应该指出，在临床上有时亦可见到病重而舌象变化不大，或正常人竟出现异常舌象，如无病之人苔常厚腻，或齿痕明显，此因无病时各有其禀赋不同之故。因此，望舌的同时还必须联系病史，及其他方面的症状、体征，互相参照，全面分析，才能作出确切的诊断。

七、消化系疾病常见舌象变化

（一）舌与消化系统的关系

舌与内脏的联系主要是通过经脉的循行来实现的。据《内经》记载，心、肝、脾、肾等脏及膀胱、三焦、胃等腑均通过经脉、经别或经筋与舌直接联系。以五脏划分，脾胃居中，故以舌中部主脾胃；肝胆居躯体之侧，故以舌边主肝胆，左边属肝，右边属胆。以三焦划分，舌中属中焦，中焦主脾胃。以胃脘分属诊舌部位，以舌尖部主上脘，舌中部主中脘，舌根部主下脘。这种分法，常用于胃肠病变。

足太阴脾经，起于足大趾内侧端隐白穴，沿内侧赤白肉际上行，过内踝前缘沿小腿内侧在内踝上八寸处，交出足厥阴肝经之前，上行沿大腿内侧入腹，属脾，络胃，上穿膈，挟行咽喉，连于舌本，并散舌下。另一分支从胃腑别出，上穿膈，注入心中，与手少阴心经相交接。

以脾胃而言，脾足太阴之脉"连舌本，散舌下"，脾主肌肉，舌为肌体，故舌与脾密切相关，如《灵枢·经脉》说："脾足太阴之脉……是动则病舌本强。"因此有"舌为脾之外候"之说。舌又为胃之外候，苔源于胃，由胃气熏蒸而成，然五脏皆禀气于胃，故借助舌苔可诊五脏的虚实寒热，故《灵枢·邪气脏腑病形》曰："其浊气出于胃，走唇舌而为味。"因此，舌的改变不仅是某一脏腑的改变，而且是脏腑系列病变的显露。

脾开窍于口，"舌为脾胃之外候"，"苔乃胃气之所熏蒸"，故舌苔对脾胃病理的反映是最早、最及时的，尤以上消化道病变在舌苔的反映更为显著，因此也称舌为"胃肠的外镜"。有人通过临床观察发现舌苔的厚度是随着病情的加重而增加，故可观察舌苔的厚腻度结合病证来诊断胃部病情的轻重，尤其是并发有肠化和不典型增生时，如舌苔增厚，则意味着有癌变的可能。

舌苔由胃气蒸发谷气，上承于舌面而成，能反映脾胃的运化功能，如章虚谷说："脾胃为中土，邪入胃则生苔，如地上生草也。"舌体赖气血充养，而气血由脾胃化生水谷精微而成。因此，在病理状态下，舌象最能为脾胃（消化系统）疾病的诊断提供有效的信息。

总之，舌与脾胃的关系最为密切，是脾胃疾病最早和最真实的外露。

（二）消化系疾病常见舌象

1.淡白舌

淡白舌主气血两虚、阳虚。若淡白光莹，舌体瘦薄，属气血两虚；若淡白湿润，舌体胖嫩，多属阳虚水湿内停；若脱血夺气，病情危重，舌无血气充养，则显枯白无华。

（1）淡白舌黄腻苔

特征：舌淡白，苔黄，颗粒紧密黏腻，如涂油腻状黏液（图6-33）。

病机：气虚湿阻，湿热痰涎胶结于中焦。

辨证：脾虚痰湿化热。

治疗：健脾化湿清热，方用三仁汤（《温病条辨》）加减。

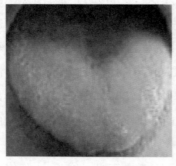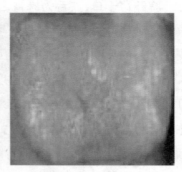

图 6-33　淡白舌黄腻苔

（2）淡白舌黄灰腻苔

特征：舌浅淡偏暗，中部苔黄灰厚腻（图 6-34）。

病机：中焦寒湿化热，阳虚湿阻。

辨证：脾虚湿郁，阳虚血滞。

治疗：理中汤加砂仁、半夏之类。

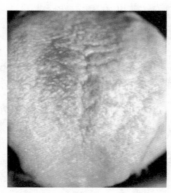

图 6-34　淡白舌黄灰腻苔

（3）淡白舌白苔

特征：舌浅淡苍老，白苔满布（图6–35）。

病机：寒湿阻络，津不上承；暴热伤津。

辨证：脾失健运，血虚湿郁。

治疗：健脾助运，方用香砂六君子汤加减。

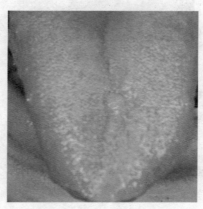

图 6–35　淡白舌白苔

（4）淡白舌黄滑腻苔

特征：舌淡白偏暗，舌体胖嫩，苔腻水滑，中间偏厚，苔色淡黄（图 6–36）。

病机：脾阳不振，中焦寒湿；或为脾虚而肝胆湿热。

辨证：脾阳不振，中焦寒湿，已化热。

治疗：健脾化湿，方用平胃散加味。

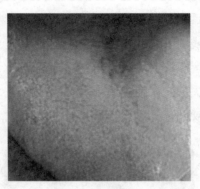

图 6-36　淡白舌黄滑腻苔

（5）淡白舌黄干苔

特征：舌色浅淡，苔色正黄，中、根部厚而干燥（图 6-37）。

病机：脾虚湿郁化热；湿热内盛；气虚津少，浮热上扰；表邪入里化热伤津。

辨证：脾阳不振，湿郁化热。

治疗：清利湿热，健脾助运。

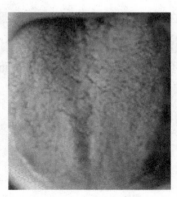

图 6-37　淡白舌黄干苔

（6）淡白舌薄白腻苔

特征：舌质浅淡娇嫩，苔薄而中见白腻（图6-38）。

病机：中焦虚寒，外感寒湿。

辨证：脾虚湿盛，气血俱虚。

治疗：健脾助运，补气养血。

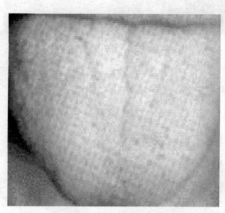

图6-38　淡白舌薄白腻苔

（7）淡白舌薄黄滑润苔

特征：舌质浅淡，略显娇嫩，苔薄黄滑润，如涂一层米汤（图6-39）。

病机：脾阳虚损，水湿上溢；外感寒湿。

辨证：脾虚不运，痰浊上泛。

治疗：温化痰饮，健脾和胃。

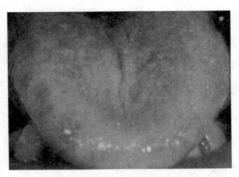

图 6-39 淡白舌薄黄滑润苔

（8）淡白舌中黄灰苔

特征：舌淡而苍老，中黄灰苔（图 6-40）。

病机：热从中生，灼伤气阴。

辨证：中焦热盛。

治疗：清热解毒。

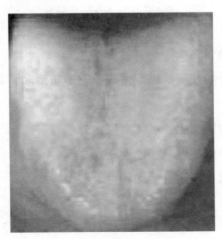

图 6-40 淡白舌中黄灰苔

（9）淡白舌薄白苔

特征：舌色浅淡偏暗，舌体浮胖娇嫩，边有齿痕，舌苔薄白而润，边尖光莹，中略显淡黄（图6-41）。

病机：气血不足，气阴两亏，阴虚，脾胃虚寒。

辨证：元气虚衰，脾阳不振，气血郁阻。

治疗：温补气血。

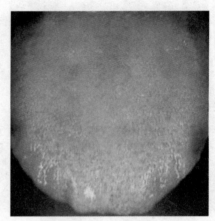

图6-41　淡白舌薄白苔

（10）淡白舌半黄半白苔

特征：舌淡瘦薄，左边有出血瘀点，左半苔薄白，右半苔薄黄（图6-42）。

病机：气血双亏，脾不统血，肝胆郁热。

辨证：气血双亏，脾不统血。

治疗：健脾益气，补血止血。

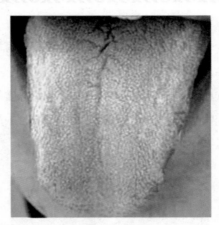

图 6-42　淡白舌半黄半白苔

（11）淡白舌白润略厚苔

特征：舌色淡白略暗，苔白腻滑润而略厚（图 6-43）。

病机：外感寒湿，邪传半里，脾胃虚寒。

辨证：脾虚湿盛。

治疗：化湿散寒。

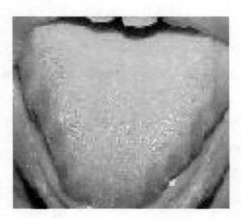

图 6-43　淡白舌白润略厚苔

（12）淡白夹红舌透明黄滑苔

特征：舌淡而嫩，两边夹红，苔薄白透明，中部滑腻淡黄（图6-44）。

病机：外感为寒湿入里化热，内伤为脾胃虚寒，虚火内动。

辨证：脾阳不振，肝胆湿热。

治疗：温补脾阳，清利湿热。

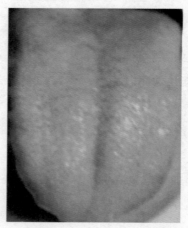

图6-44　淡白夹红舌透明黄滑苔

（13）淡白舌淡黄厚腻苔

特征：舌胖而淡、舌尖较红，苔白厚腻，淡黄（图6-45）。

病机：阳虚热浮，心火妄动；气虚津少夹湿。

辨证：脾虚湿滞化热。

治疗：健脾利湿。

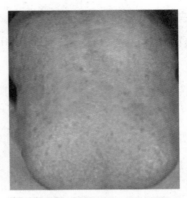

图 6-45　淡白舌淡黄厚腻苔

（14）淡白齿痕舌稀薄白苔

特征：舌淡胖大而有齿痕。满布白腐苔，中心淡黄（图
6-46）。

病机：阳虚湿郁化热，脾虚湿热内蕴，外感表邪入里
化热。

辨证：气虚血瘀，风痰阻络，胃气虚弱或气血不足。

治疗：益气活血，化痰祛风。

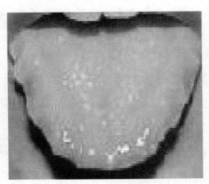

图 6-46　淡白齿痕舌稀薄白苔

（15）淡白舌黑燥苔

特征：舌质淡白，舌体胖，舌苔灰黑燥裂（6–47）。

病机：痰浊内阻，蓄积成毒。

辨证：脾失健运，湿浊不化，痰湿上蒙清窍。

治疗：祛湿清热，解毒通窍。

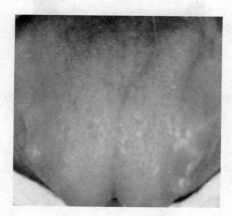

图 6–47　淡白舌黑燥苔

（16）淡白舌白厚腻苔

特征：舌淡白而嫩。舌面满布白腻苔，中部较厚（图6–48）。

病机：脾胃虚寒，食积，湿浊停滞。

辨证：脾虚痰盛。

治疗：健脾祛痰。

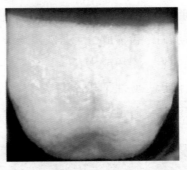

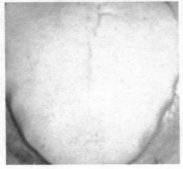

图 6-48　淡白舌白厚腻苔

2. 淡红舌

舌色白里透红，不深不浅，淡红适中，此乃气血上荣之表现，说明心气充足，阳气布化，故为正常舌色。见于健康人，也可见于外感初起或内伤病情轻浅者。

（1）淡红镜面舌

特征：舌质淡红而嫩，边有裂纹，舌面光莹无苔，平滑如镜（图 6-49）。

病机：阴血不足，阴虚湿盛，湿热伤阴。

辨证：胃阴不足或气阴两虚。

治疗：气阴双补。

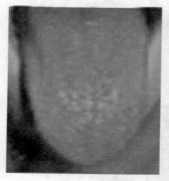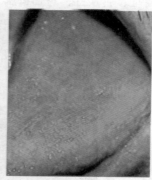

图 6-49　淡红镜面舌

（2）淡红偏暗舌薄白腻苔

特征：舌质暗红，苔薄白而腻（图 6-50）。

病机：湿温初起，卫阳郁遏；脾虚湿滞血瘀。

辨证：脾虚血瘀。

治疗：健脾活血。

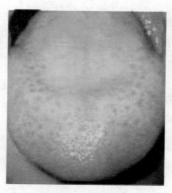

图 6-50　淡红偏暗舌薄白腻苔

（3）淡红舌黄腐苔

特征：舌淡红，苔白碎腐，中心黄腻（图6-51）。

病机：表证入里，胃肠积热；痰浊湿热熏蒸。

辨证：脾胃湿热。

治疗：清热利湿。

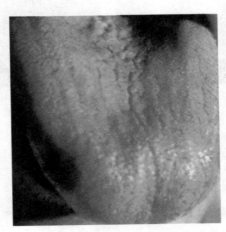

图6-51　淡红舌黄腐苔

（4）淡红裂纹舌薄白苔

特征：舌淡红，舌中纵横裂纹如冰片纹。苔薄白而润
（图6-52）。

病机：老年阴虚，脾虚湿侵。

辨证：阴虚风动。

治疗：滋阴潜阳。

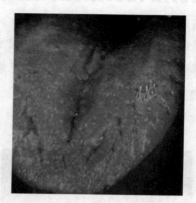

图 6-52　淡红裂纹舌薄白苔

（5）淡红红点舌薄白腻苔

特征：舌淡红，有红点，苔白腻而不厚，干湿适中（图 6-53）。

病机：湿热入血，热毒乘心。

辨证：肝胆湿热。

治疗：清利湿热。

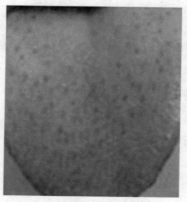

图 6-53　淡红红点舌薄白腻苔

（6）淡红舌薄白滑润苔

特征：舌淡红，老嫩适中，苔薄白而滑润（图6-54）。

病机：外感湿邪；气虚湿盛；也可见于正常人。

辨证：脾虚湿盛。

治疗：健脾化湿。

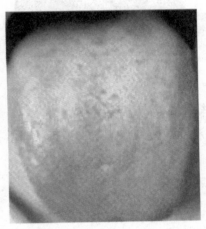

图6-54　淡红舌薄白滑润苔

（7）淡红花剥舌（地图舌）

特征：舌质淡红，舌体歪，舌苔白有剥脱，呈地图状
（图6-55）。

病机：阴血不足，湿盛，湿热伤阴。

辨证：气阴两虚，痰湿阻络。

治疗：滋养胃阴。

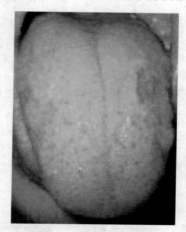

图 6-55　淡红花剥舌

（8）淡红舌薄白苔

特征：舌质淡红，舌苔薄白而湿润（图 6-56）。

病机：脾胃虚弱，气血不足。

辨证：脾胃气虚，脾胃不和。

治疗：补益脾胃。

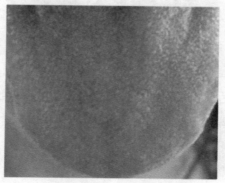

图 6-56　淡红舌薄白苔

（9）淡红镜面舌

特征：舌质淡红，除舌边有少许残存之苔外，余光莹无苔（图6-57）。

病机：胃气阴两伤。由于脾胃损伤，气血两虚，久久不能恢复，造成营养不良，舌质得不到足够的营养，使舌苔逐渐脱落，又无新苔续生，使全舌淡红而光莹。

辨证：气阴大伤。

治疗：益气养阴。

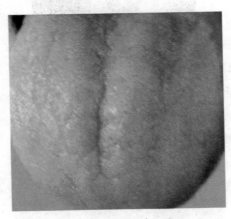

图6-57　淡红镜面舌

（10）淡红嫩舌

特征：舌质淡红而嫩，纹理细腻光滑（图6-58）。

病机：脾气虚弱，脾阳不足。

辨证：阳气虚弱。

治疗：温阳益气。

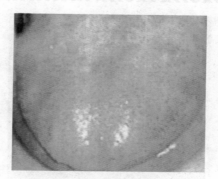

图 6-58 淡红嫩舌

3. 红舌、绛舌

红舌主实热、阴虚。舌色稍红，或仅舌边尖略红，多属外感风热表证初起。舌体不小，色鲜红，多属实热证。舌尖红，多为心火上炎；舌两边红，多为肝经有热。舌体小，舌鲜红少苔，或有裂纹，或红光无苔，为虚热证。

绛舌主里热亢盛、阴虚火旺。绛舌多由红舌进一步发展而成。舌绛有苔，多属温热病热入营血，或脏腑内热炽盛。绛色愈深热邪愈甚。舌绛少苔或无苔，有裂纹，多属久病阴虚火旺，或热病后期阴液耗损。

（1）红舌花剥苔

特征：舌质红而略紫，舌苔白花剥，剥脱处光莹无苔，或罩白色透明苔（图 6-59）。

病机：湿热伤阴，湿浊未化，已伤阴液。

辨证：湿热内蕴，损伤阴津。

治疗：清热利湿，养阴和胃。

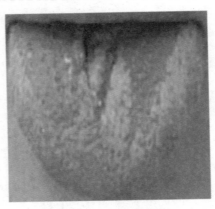

图 6-59　红舌花剥苔

（2）红中焦黑舌

特征：舌见红色，中有黑色（图 6-60）。

病机：瘟毒内结于胃，火极反兼水化也。

辨证：热毒内盛。

治疗：清热解毒。

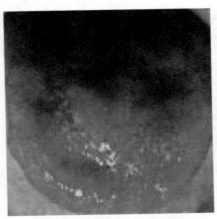

图 6-60　红中焦黑舌

（3）红舌黄糙苔

特征：舌质红，舌苔黄燥，粗糙如砂石（图 6-61）。

病机：胃肠热结夹湿，湿热化燥。

辨证：胃肠湿热。

治疗：清利胃肠湿热。

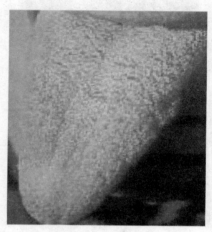

图 6-61　红舌黄糙苔

（4）红舌灰黑腻苔

特征：舌质红，苔灰厚腻，边白黄中间黑色（图 6-62）。

病机：虚阳上浮，湿热内蕴。

辨证：肝胆郁热。

治疗：清泻肝胆湿热。

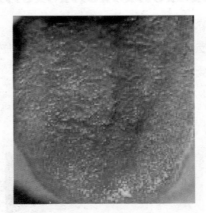

图 6-62　灰黑腻苔

（5）红舌无苔

特征：舌质红而嫩，除舌边有少许残存之苔外，余光莹无苔（图 6-63）。

病机：胃、肾气阴两伤。

辨证：气阴大伤。

治疗：益气养阴。

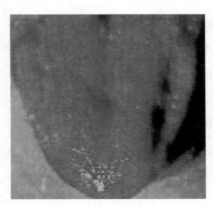

图 6-63　红舌无苔

（6）红色裂纹舌

特征：舌质红，多数纵裂如刀割，舌苔薄白（图6-64）。

病机：素有阴虚，真阴不足，虚火上炎。

辨证：气血俱衰，胆热伤阴，肾阴不足。

治疗：滋阴清热。

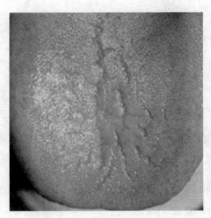

图6-64 红色裂纹舌

（7）红舌白腐苔

特征：舌质红，舌苔白厚，颗粒粗松，如豆腐渣堆于舌面（图6-65）。

病机：痰食内聚，湿热蒸腾。

辨证：湿热中阻。

治疗：清热化湿。

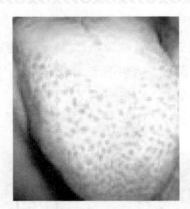

图 6-65　红舌白腐苔

（8）红舌焦黄苔

特征：舌质红而偏暗，苔焦黄如锅巴，厚而有裂（图 6-66）。

病机：胃肠热结，腑气不通。

辨证：肠热腑实。

治疗：清热攻下。

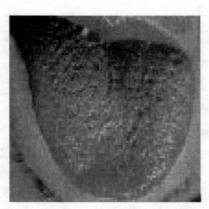

图 6-66　红舌焦黄苔

（9）红舌黄白苔

特征：舌质红，有红点，苔黄白色（图6-67）。

病机：邪热湿毒蕴结于里。

辨证：食积胃肠。

治疗：消食导滞。

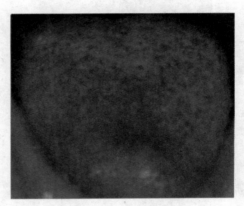

图 6-67　红舌黄白苔

（10）红绛舌黄黑苔

特征：舌质绛红、苍老，尖有红点，苔薄白转灰黄，根部
灰黑垢腻（图6-68）。

病机：风痰上扰，痰热腑实。

辨证：热毒内实。

治疗：清泻热毒。

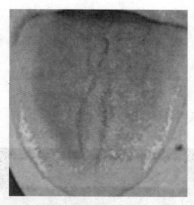

图 6-68　红绛舌黄黑苔

（11）舌红苔黄

特征：舌质红舌，黄苔满布舌面，边尖兼少许白苔（图 6-69）。

病机：热入阳明，气分湿热症，肝胆疾患。

辨证：邪热传化，胃腑热盛。

治疗：清热解毒，疏通表里。

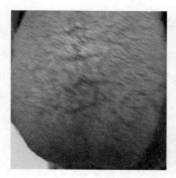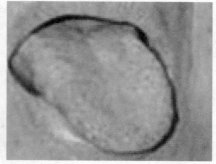

图 6-69　舌红苔黄

4. 青紫舌

青紫舌主血行不畅。全舌青紫者，其病多是全身性血行瘀滞。舌有紫色斑点者，是瘀血阻滞于某局部，或是局部血络损伤所致。舌色淡红中泛现青紫者，多因肺气壅滞，或肝郁血瘀。舌淡紫而湿润，可由阴寒内盛，阳气被遏，血行凝滞，血脉瘀滞所致。紫红舌、绛紫舌多为红绛舌的进一步发展，为热毒炽盛，内入营血所致。

（1）青紫舌黄腻苔

特征：舌青紫晦暗，舌苔黄厚腐（图6-70）。

病机：湿热凝滞，气血壅滞。

辨证：湿热血瘀内阻。

治疗：清热利湿，活血化瘀。

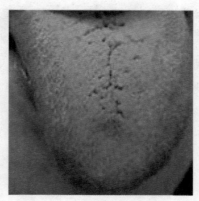

图6-70　青紫舌黄腻苔

（2）青紫舌薄白苔

特征：舌青紫，尖略红，薄白苔（图6-71）。

病机：热毒伤阴；阴虚火旺；胃之气阴衰竭，秽浊上泛；

营热夹瘀。

辨证：热毒伤阴，血热瘀滞，气滞血瘀。

治疗：滋阴清热，化瘀解毒。

图 6-71　青紫舌薄白苔

（3）青紫舌白腻苔

特征：舌青紫晦暗，苔薄白腻，中后见淡黄苔（图 6-72）。

病机：中焦寒湿，气虚湿滞血瘀，寒湿化热。

辨证：脾虚寒湿瘀血，肝郁气滞。

治疗：温化寒湿，理气化瘀。

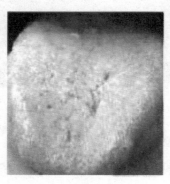

图 6-72　青紫舌白腻苔

（4）青紫舌白黄滑苔

特征：舌青紫晦暗。左半苔薄白而滑，右半边黄滑（图6-73）。

病机：肝胆热结，寒凝血瘀，真寒假热。

辨证：阳虚寒凝，肝胆血瘀，脾胃虚寒。

治疗：散寒化瘀。

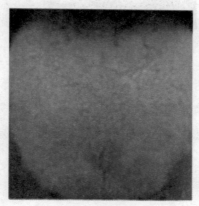

图 6-73　青紫舌白黄滑苔

（5）青紫舌薄白滑苔

特征：舌青紫而晦暗，边有紫痕。苔薄白水滑透明（图6-74）。

病机：寒凝血脉，水气上湿，阴寒夹食夹湿，肝胃不和。

辨证：阳虚水泛血瘀。

治疗：理气温阳化水。

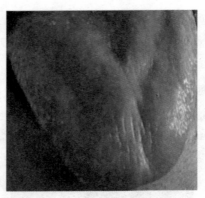

图 6-74　青紫舌薄白滑苔

（6）青紫舌白腐苔

特征：舌青紫晦暗。中部苔白厚腐（图 6-75）。

病机：湿热伤阴；气血壅滞；寒湿痰食，凝滞血脉，气滞血瘀。

辨证：寒湿凝滞气血。

治疗：活血化瘀。

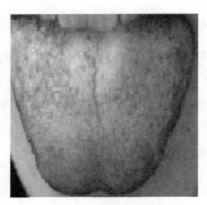

图 6-75　青紫舌白腐苔

（7）青紫舌黄浮垢苔

特征：舌色青紫，苔焦黄厚积，燥裂成块（图6-76）。

病机：阴虚火旺，胃肠结热，实热重证，湿热血瘀。

辨证：胃肠热结伤阴。

治疗：清热利湿，活血化瘀。

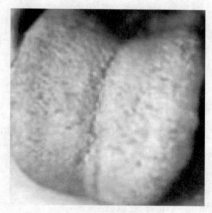

图6-76　青紫舌黄浮垢苔

（8）青紫舌黄腻苔

特征：舌色紫暗，舌面满布黄苔，其色黄而厚腻。临床多见于急慢性胃肠炎、胆囊炎、尿毒症等患者。（图6-77）。

病机：痰湿内郁，寒邪凝滞，湿食阻滞中焦，气血郁阻，亦有湿热与胃肠糟粕搏结之证。

辨证：湿热血瘀。

治疗：温阳健脾，活血消积。

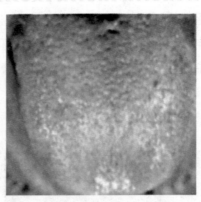

图 6-77　青紫舌黄腻苔

（9）舌紫苔黄根腻

特征：舌呈紫色，色如皮肤上暴露的"青筋"，缺少红色，苔色黄而腻（图 6-78）。

病机：热盛伤津或寒凝血瘀。

辨证：湿热血瘀或寒凝血瘀。

治疗：温阳健脾，活血化瘀。

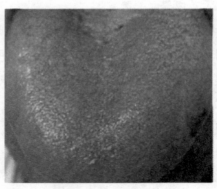

图 6-78　舌紫苔黄根腻

（10）青紫瘀斑舌

特征：舌质偏青紫暗，边有瘀点、瘀斑，舌苔薄白（图 6-79）。

病机：瘀血阻络，气血壅滞。

辨证：气滞血瘀。

治疗：活血化瘀。

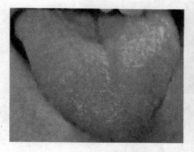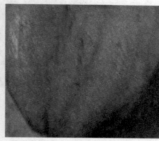

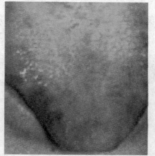

图 6-79　青紫瘀斑舌

（11）紫暗舌白腻苔

特征：舌质紫暗，舌面满布白苔，颗粒细小致密，紧贴舌上，揩之不去，刮之不脱，舌面罩着一层油腻状黏液（图 6-80）。

病机：湿浊痰饮或食积顽痰遏郁。

辨证：湿食阻滞中焦，气血郁阻。

治疗：温阳健脾，活血消积。

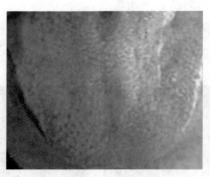

图 6-80　紫暗舌白腻苔

5. 消化系统疾病其他常见舌象

（1）舌淡白瘦薄，苔白腻，见于慢性肝炎患者（图 6-81）。

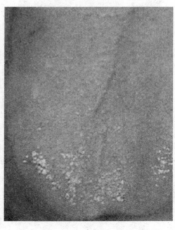

图 6-81　慢性肝炎患者舌象

（2）舌红，有红点，苔薄黄腻，见于食管癌患者（图6-82）。

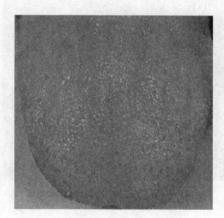

图6-82 食管癌患者舌象

（3）舌边瘀斑、增大，苔薄黄，见于上消化道出血患者（图6-83）。

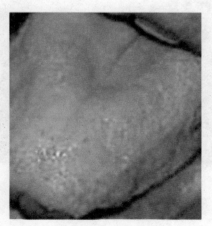

图6-83 上消化道出血患者舌象

（4）舌色淡紫，苔白腻，见于肝硬化腹水患者（图 6-84）。

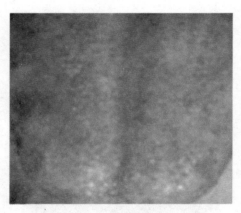

图 6-84　肝硬化腹水患者舌象

（5）舌紫苔淡黄厚腻，见于萎缩性胃炎患者（图 6-85）。

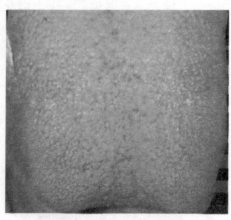

图 6-85　萎缩性胃炎患者舌象

（6）舌红苔黄腻，见于胆道感染患者（图6-86）。

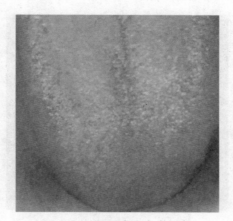

图6-86 胆道感染患者舌象

（7）舌质红，尖红点，苔黄厚腻，见于肝癌患者（图6-87）。

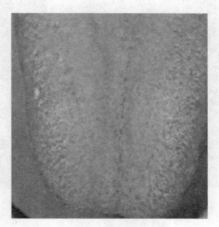

图6-87 肝癌患者舌象

（8）舌红苔灰黄，见于肠炎患者（图6-88）。

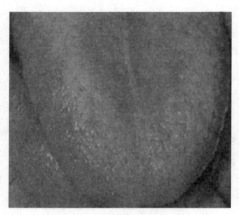

图 6-88　肠炎患者舌象

（9）舌紫红类剥苔，见于胃溃疡患者（图6-89）。

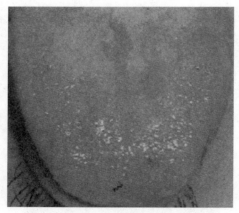

图 6-89　胃溃疡患者舌象

（10）舌淡白胖嫩，边有齿痕，苔薄白湿润，见于泄泻患者（图6-90）。

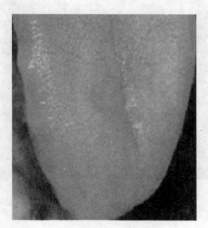

图 6-90　泄泻患者舌象

（11）舌色淡白，舌苔薄而润，见于消化道出血患者（图6-91）。

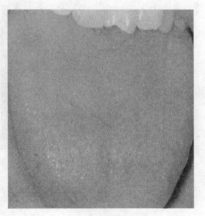

图 6-91　消化道出血患者舌象

（12）舌色淡紫，舌苔白腻，见于胃癌患者（图6-92）。

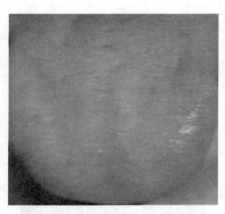

图6-92　胃癌患者舌象

（13）舌色淡，舌苔腻，见于结肠癌患者（图6-93）。

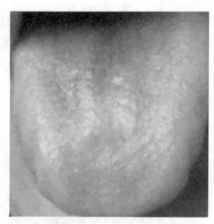

图6-93　结肠癌患者舌象

（14）舌色淡紫，舌苔白腻，见于肝癌患者（图6-94）。

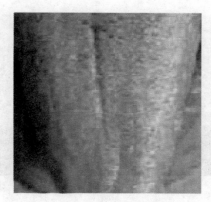

图6-94 肝癌患者舌象

（15）舌色淡白，舌苔白腻，见于消化道出血患者（图6-95）。

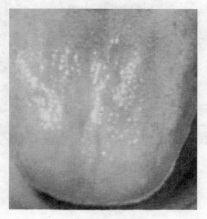

图6-95 消化道出血患者舌象

（16）舌色淡白，舌苔白腐，见于直肠癌患者（图 6-96）。

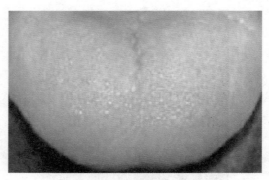

图 6-96　直肠癌患者舌象

（17）舌色淡紫，舌苔灰黑，见于胆囊癌患者（图 6-97）。

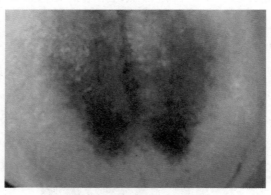

图 6-97　胆囊癌患者舌象

结 语

四诊者，望闻问切也。望以辨色，闻以辨声，问以辨证，切以辨脉。盖人禀气血以生，气血不和而为病，有诸内者，必形诸外，但病变多端，其脉其证皆有真假，差之毫厘，失之千里，故圣人立法，必以四端互相参合，方无错误。

望、闻、问、切四诊为岐黄之首务，是调查了解疾病的四种诊断方法，各有其独特的作用，不应该相互取代，只能互相结合，取长补短。四诊之间是相互联系、不可分割的，因此在临床运用时，必须将它们有机地结合起来，也就是要"四诊合参"。只有这样才能全面系统地了解病情，作出正确的判断。

《难经》中首次出现望闻问切四种诊法，称之为："望而知之谓之神，闻而知之谓之圣，问而知之谓之工，切而知之谓之巧。"这里记载的中医达到"神"的境界，就是一望就可以断病，可见望诊尤为切紧，比如扁鹊看齐桓公、虢太子等，就是一望甚至望都不望而知病的。又比如张仲景看建安七子的王仲宣，一望就预言他二十年后会眉毛落尽而死。

所谓望诊，是指观察患者神色形态变化和分辨其排泄物、分泌物的检查方法；闻诊，是根据患者语言、呼吸咳嗽等声音以及体内散发的气味变化，了解内在的病情；问诊是通过追询病史、生活习惯、自觉症状等，以掌握患病经过、治疗情况和服药后反应等一手资料；切诊主要是以脉诊和切按身体有关部位，测候患者病情变化的诊病方法。按照审察内外、辨证求因的原则，若想对患者进行缜密的观察和全面的了解，则需将四诊搜集到的疾病信息加以综合分析，以利于作出正确的诊断，这称之为"四诊合参"。显而易见，四诊合参，是正确把握病机，求得病因，确定治疗原则和方法的前提，其临床意义是不言而喻的。

娴熟地掌握四诊的方法和技巧，是四诊合参的基础。《素问·阴阳应象大论篇》指出："善诊者，察色按脉，先别阴阳。审清浊而知部分，视喘息，听音声而知所苦，观权衡规矩而知病所主，按尺寸，观浮沉滑涩而知病所在。以治无过，以诊则不失矣。"

这是《内经》对四诊意义的高度概括。患者神色形态的变化，非望诊莫得其要；患者声音气味的异常，舍闻诊何以尽悉；患者既往病史、治疗用药情况和目前痛苦之所在，唯数问其情而可得；患者脉象及全身的异常，须反复切按方能洞晓。因此，四诊中任何一种诊查方法均非他法所能替代。

张介宾的《景岳全书》指出："凡诊病之法，固莫妙于脉，然有病脉相符者，有脉病相左者，此中大有玄理。故凡值疑似难明处，必须用四诊之法，详问其病由，兼辨其声色，但于本末先后中，正之以理，斯得其真。若不察此，而但谓一诊可凭，信手乱治，亦岂知脉证最多真假，见有不确，安能无误？且常诊者，知之犹易，初诊者，决之甚难，此四诊之所以不可忽也。"因此张介宾强调："疑似难明处，必须用四诊之法。"